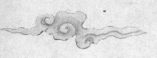

于世家教授临证经验集

主　审　于世家

主　编　郑曙琴　霍晶晶

编　委　（以姓氏笔画为序）

马文影　汪　涛　张　军　张　侗

国　岩　郭明佳　陶运霞　崔艺凡

U0346491

全国百佳图书出版单位

中国中医药出版社
·北　京·

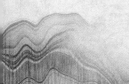

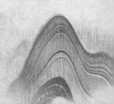

图书在版编目（CIP）数据

于世家教授临证经验集／郑曙琴，霍晶晶主编 . —北京：
中国中医药出版社，2022.1
ISBN 978-7-5132-6917-9

Ⅰ. ①于…　Ⅱ. ①郑…　②霍　Ⅲ. ①中医临床—
经验—中国—现代　Ⅳ. ①R249.7

中国版本图书馆 CIP 数据核字（2021）第 058749 号

中国中医药出版社出版

北京经济技术开发区科创十三街 31 号院二区 8 号楼
邮政编码　100176
传真　010-64405721
保定市西城胶印有限公司印刷
各地新华书店经销

开本 880×1230　1/32　印张 5.75　字数 127 千字
2022 年 1 月第 1 版　2022 年 1 月第 1 次印刷
书号　ISBN 978-7-5132-6917-9

定价　48.00 元
网址　www.cptcm.com

服 务 热 线　010-64405510
购 书 热 线　010-89535836
维 权 打 假　010-64405753

微信服务号　zgzyycbs
微商城网址　https：//kdt.im/LIdUGr
官 方 微 博　http：//e.weibo.com/cptcm
天猫旗舰店网址　https：//zgzyycbs.tmall.com

张
序

习近平总书记在关于中医药工作的重要指示中强调"要遵循中医药发展规律,传承精华,守正创新""充分发挥中医药防病治病的独特优势和作用,为建设健康中国、实现中华民族伟大复兴的中国梦贡献力量"。而传承中医精华,提高临床疗效,师徒传授这一方法则至关重要。南朝著名的医学家褚澄在《褚氏遗书·辩书》说:"师友良医,因言而识变,观省旧典,假筌以求鱼,博涉知病,多诊识脉,屡用达药。"可见古人也早就认识到学习名医、研读经典并进行临床实践的巨大作用。因此,开展名老中医学术思想与临证经验的传承研究,让前贤名医的宝贵经验传承天下,具有十分重要的现实意义。

欣闻于世家教授的两位弟子将其学术思想、专病治疗、医论医话、个人小传等整理成册,欲以付梓,不胜欣慰。又嘱余作序,遂欣然允诺。我与世家相识多年,他头脑灵活、敢想敢干、中西并进、理验俱丰。多年来无论是在学术上还是管理上都成绩斐然。他治学严谨,博采众长,融会贯通,医德高尚,医术精湛,可谓后学之楷模。他在前人的基础上大胆创新,以"气虚血瘀、活血通络、祛瘀生新"理论为核心自主研发了中药新药"木丹颗粒"(国药准字:0800330),其治疗糖尿病周围神经病变获国家发明专利,现已上市多年,获得了巨大的社会效益和经济效益，中医药传承创新的思想在世家身上发挥得淋漓尽致。如今他的后学者将其学术精华进行整理并编撰问世，对于提高广大中医学者的学术水平必将起到积极的推动作用。

最后，感谢为整理、编撰本书付出大量时间和精力的各位同仁，感谢为本书出版付出大量心血的出版社同仁。希望在大家的努力下，早日付梓，功行天下！

张静生

庚子年闰四月于沈阳

自序

　　余自幼出身书香之家，受父母熏陶多思好学，却逢上山下乡梦碎黑土地，然天无绝人之路，幸逢恢复高考，金榜圆梦。忆自入中医之门，似受甘霖，潜行苦读，夜以继日，历数十寒暑如一日。孜孜以求阴阳五行之蕴，天人一原之理。后从先师李氏德新，学验颇丰。回首一路深知医道之难，非经刻苦与名师指点而无所为。

　　自20世纪80年代初在辽宁中医学院（现辽宁中医药大学）行医教研之始，光阴荏苒，似水流年，至今已近40年。而近40年来，一直潜心于中西医结合内分泌疾病临床研究，颇有心得，每年临诊患者数千，屡起沉疴，远近求医者络绎不绝。培养博硕60余人，学术传播足迹遍布大江南北。忆此经年屡获殊荣，上至卫生部（现国家卫生健康委员会）突出贡献中青年专家、享国务院政府特殊津贴，下至重点学科带头人，国奖省奖、论文专著、专利新药，凡此种种略慰余心。余承敬畏生命之业，非敢轻言有寿世活人之术，但求无负本心！

　　医者居宰衡之任，司燮理之权，需高贵自持、信念坚守、真诚友善方可成就仁术。医学难以度量，医者力量有限，虽鞠躬尽瘁、殚精竭虑为每一个患者救治，仍不可尽善尽美解除痛苦。医学的本源是随着人类痛苦的最初表达和减轻这份痛苦的最初愿望而诞生的。杏林行走数十载，余常常自省是否让患者感到了温暖，是否真正了解患者之所想、所需、所急？

中医博大精深，名家著作浩瀚如烟，医技之深奥，非吾辈能望其项背。然时代更迭，现代科技蓬勃发展，如囿于历史而故步自封，裹足不前则不能开拓创新。纵观当今内分泌疾病之诊治，中西二法各有所长，时至今日摒弃任何一法均有害无益，需衷中参西方为万全之法。本书将余临证所见诸多内分泌疾病进行中西理论探讨并述治法方药、临证心得等，由弟子曙琴、晶晶两位教授整理成册与诸君分享。

今余已逾耳顺之年，愿以微薄之力，冀同道之精英，共为中医之未来做些力所能及之事。自以为序，抛砖引玉与众家共勉。

于世家
庚子年闰四月于沈阳

目录

第一章

医家小传

于世家，男，汉族，1957 年生，主任医师，教授，博士生导师，享受国务院政府特殊津贴，卫生部（现国家卫生健康委员会）有突出贡献的中青年专家，辽宁省名中医，沈阳市优秀专家。于教授从医 40 余载，具有丰富的临床、教学及科研经验，在国内内分泌专业享有盛誉。他医术超群，仁心仁术，屡起沉疴，救患者无数；他为人师表，诲人不倦，身正为范，布桃李天下；他践行科研，实事求是，一丝不苟，获成果斐然。从医近 40 年，他一直奋斗在第一线精医研术、严谨治学、立足临床、服务病患、培养人才、启迪后学，实为杏林楷模、医家典范。

第一节　从医之路

一、鸿鹄之志、学海泛舟

1978 年是国家恢复高考的第二年，青年时代的于世家教授怀揣着济世救人的梦想，以优异的成绩考入辽宁中医学院。步入高等学府的知识殿堂，于世家教授勤奋学习，潜心医道，常常秉烛夜读，背诵经典，从不懈怠。青年时代的于世家教授在学习的过程中也遇到过很多困难，中医经典文字生涩，寓意古奥，很多同学对此望而却步。于世家教授回忆起那段时光，总是会提及当时每日清晨必于校园之内的一处安静角落背诵中医经典，经过反复诵读、用心体会，同时结合临床实践，终能通晓文义、明晰医理。也正是青年时代那段艰苦的付出，为他打下了坚实的医学知识基础，为日后成为一代名家积蓄了无限力量。

要成为一名优秀的临床医生，一方面要具备扎实的基本功，另一方面要善于对临床病例进行研究、归纳总结和积累。青年时代的于世家教授无疑是具备了这样良好的素质。他对待病人热情耐心，询问病史细致周到，对于疾病的诊断从不人云亦云，而是有着自己的临床思维。在大学本科毕业后第二年（1984年），就将临床中一例多次被误诊的病例进行深入的分析、探讨，并撰写"先天性处女膜闭锁伴经血误诊泌尿系感染一例"，予以报道。学生时代的于世家教授作为一名日语生，还于当年在《日本医学介绍》杂志上发表了译文"八味丸可提高肾上腺皮质机能"。中医学作为一门实践学科，就是在经验的积累过程中不断提炼精华，青年时代的于世家教授这种深入研究、积极探索的精神在学生中已属翘楚。

一个人的成功与否，在于他是否有着坚定的人生目标，并为此不断拼搏的精神。在当时，大学本科生已经被称为"天之骄子"，很多同龄人在安逸的生活中止步不前，而于世家教授不满足于5年大学所学，志存高远，对医学有着更高的追求。经过自己不懈的努力，他考入辽宁中医学院研究生班，开始对中医更加深入的探索。研究生在读期间于世家教授于

《中国中西医结合杂志》发表学术论文"口服生大黄粉治疗高脂血症 30 例"。1988 年他以优异的成绩完成了硕士研究生的学习。40 年来，于世家教授凭借着对治学的严谨态度，勤学不倦的品质，持之以恒的意志，对临床医学的无限热爱，终成为内分泌学界的一代名家。

二、治学严谨、医者仁心

于世家教授 1988 年研究生毕业后留院工作，因其基础扎实、认真肯干，在临床工作中迅速成长，1991 年便成为同级毕业留校医生中最早晋级的主治医师，因其突出的表现，于 1993 年破格晋升为副主任医师，1997 年破格晋升为主任医师、教授。至今，于世家教授仍保持着在辽宁中医药大学附属医院中正高、副高级职称"晋级双破格"的记录。

于世家教授之所以取得如此成绩，与其严谨的治学态度有着密切的联系。40 年从医之路，于世家教授始终保持着对医学的无限热爱和严谨的治学作风。对于临床病例有着自己的诊治思路，在对病例细致观察和积极思考的基础上，于世家教授提出一系列关于中医药防治内分泌代谢性疾病的新学说，从"活血化瘀法治疗糖尿病多种慢性并发症的学说""糖尿病慢性并发症分期诊治学说"，到关于中药最大剂量的探索、中药复方制剂用法、用量的研究，于世家教授不断在临床实践中积累总结，建立了一套全面系统的中西医结合治疗内分泌代谢性疾病的理论体系。于世家教授拥有 2 项发明专利，其自主研发的木丹颗粒是目前国家批准的唯一用于治疗糖尿病周围神经病变的中成药。于世家教授在临床中指导患者：中药复方制剂也属于短效制剂，在充分了解所用药物的安全性及药理作用的基础上，可以根据病情需要增加服用剂量和服用次数，从而使疗效倍增。

于世家教授一贯秉承"实事求是"的原则。在查房过程中，他为获得临床第一手数据，亲自测量血压，对患者进行详细体格检查，以保证得到的临床资料真实可信。于世家教授敢于直面中医药的疗效，不盲目夸大中医的降糖作用，他指出"中医治疗糖尿病的优势并非直接降糖，而是体现在慢性并发症的治疗上"。于教授在科研中回避"中药降糖"这一观点，选择了疗效确切的"中医药治疗糖尿病慢性并发症"方向，成功地开发了用于糖尿病周围神经病变的6类新药木丹颗粒，现已于全国上市，累积销售额过亿元。

成为一名医生并不难，而要成为一名如于世家教授一样受患者尊重和信任的医生却相当不易。于教授常说："对患者要有足够的爱心、耐心，对于疾病的观察要足够的细心。"如孙思邈所说："若有危厄来求救者，不得问其贵贱贫富，长幼妍媸，怨亲善友，华夷愚智，普同一等，皆如至亲之所想。"于世家教授在临床工作中，从不因患者贫富贵贱、身体残疾、病状污秽，而将患者区别对待。于世家教授在临床中强调对患者的人文关怀，糖尿病周围神经病变是糖尿病常见的慢性并发症之一，而其中的痛性周围神经病变患者因长期承受病痛折磨，有的存在抑郁，甚则有轻生的念头。于教授指出对此类患者要及时给予镇痛治疗，运用中医活血止痛与西医镇痛、抗抑郁治疗相结合的方式，短期内改善患者症状，让患者体面的生活。对于贫穷患者，于教授在为其制定治疗方案时，会选择最优治疗方案的同时考虑其经济条件，为患者制定长期的、经济能力可承受的方案。对于一些贫困的 1 型糖尿病儿童，于教授带头捐款，联系胰岛素生产厂商进行爱心救助，为其提供十八岁前全部胰岛素治疗。对于老年糖尿病患者，因其可能存在由于严格控制饮食带来的情绪低落等情况，于教授主张适当放宽血糖控制目标，同时尽量减少胰岛素注射次数等人性化诊疗，无处不体现其医者仁心。

第二节 为师之道

在临床工作的同时，于世家教授还承担着教学及科研工作。1999 年，于世家教授因卓越的成就被聘为博士生导师，当时 42 岁的于世家教授是辽宁中医药大学最年轻的博导。2008 年起，于世家教授承担博士后培养工作，是校内为数不多的博士后指导老师。2015 年，辽宁省卫生和计划生育委员会组织成立了辽宁省于世家教授名中医工作室。2017 年，于世家教授当选为第六批全国老中医药专家学术经验继承工作指导老师，先后培养学生及师带徒百余人次。于世家教授平时在工作中通过院内外查房、会诊、培训等多种方式，惠及医生千余人次。

一、学高为师、身正为范

于世家教授参加工作后，一直从事一线临床、教学、科研工作，作为一名业界楷模，他热爱自己的工作，将毕生的精力和心血都倾注在济世救人的事业中。于世家教授认为学术造诣固然重要，但对于一名医生来说，更重要的是要具有一颗

"救死扶伤"的心。他对学生入门的第一课就是进行"德育"教育,想成才先成人,做人要踏踏实实,一步一个脚印,学医没有捷径可走,选择了这样的专业就注定了一生不断地学习,绝不能投机取巧。于世家教授要求学生们无论是科研数据,还是临床检查、日常工作都要实事求是,这成为于氏师门的规矩代代相传,融入学生们的日常行为中,使学生终身受益。

二、精益求精、从严治学

于世家教授认为重视责任的老师才是好老师,无论有多少光环,若学生没有学到该学的知识,那么就不是称职的老师。所以,于教授的严厉也是出名的,严厉的工作要求、严厉的自我约束、甚至有点严厉的表达方式。严师出高徒,是亘古不变的道理,作为于世家教授的学生,就要付出更多的努力。于教授要求青年医师不仅白天要努力工作,晚上也要保证一定的学习时间以及对领域内的最新进展追踪跟进。于教授要求学生们每项工作认真踏实,而且还要力争上游;不仅临床要多积累、勤思考,科研也要有自己的想法和方向。于世家教授总是强调临床工作马虎不得,他要求年轻医生对患者病史、症状、体征及理化检查结果做到倒背如流、了如指掌。对于学生存在的问题,于世家教授都会严肃指出,同时又会耐心教导,这些看似"苛刻"的要求,都为他的学生日后发展积蓄了无穷力量。

三、志存高远、桃李芬芳

常在于世家教授身边,听到最多的是"青年医师要努力,要有自己的人生规划,要开拓自己擅长的领域"。于教授总是在不断指导青年医师要在不同阶段制定符合自己的清晰明确的人生目标。他常常仔细观察不同学生的特点，根据每个学生性格特点的不同，提出发展规划。对于学生们来说，有时候完成于教授设定的阶段性目标会感觉很有难度，压力很大。压力就是动力，正是在于世家教授不断地指导和鞭策下，学生们一项项认真完成既定的目标，在不知不觉中积累了一笔人生的巨大"财富"，这也是于世家教授的学生常常在同龄人中脱颖而出、拔得头筹的原因。

桃李不言，下自成蹊。于世家教授以高尚的医德影响着学生，以高超的医术指导着学生，以严谨的治学态度要求着学生。当初一个个稚嫩的医学生，在于世家教授的辛勤教诲下逐渐成长成熟，有的学生担任了学校、各地医院的重要领导；有的学生已经担任了硕士生、博士生导师；有的学生在于世家教授的帮助扶持下成立了自己医院的内分泌科、成为市县级医院的学科带头人；也有的学生离开故乡，走出国门去开拓自己的中医新天地。无论于世家教授的学生在什么样的工作岗位上，相信他们都为能够成为"于氏师门"中的一员而感到荣幸，为能有于世家教授这样一位人生导师而感到光荣。

第三节　成绩斐然

在从医 40 年中，于世家教授勤奋工作、锐意进取，雷厉风行，在医、教、研方面取得了卓越的成就，同时在医院管理与科室管理方面有所建树。于世家教授先后担任辽宁中医药大学附属医院内分泌科主任、常务副院长、党委书记等重要职务。他在个人取得卓越成就的同时，也作为带头人率领内分泌科团队攀登上了新的高峰。

一、精于管理、奠基学科

于世家教授现为国家临床重点专科带头人，国家中医药管理局重点学科中医内分泌病学带头人，辽宁中医药大学附属医院内分泌科主任，享受国务院政府特殊津贴，卫生部（现国家卫生健康委员会）有突出贡献的中青年专家，辽宁省名中医，2007 年及 2010 年沈阳市优秀专家。

历任：中国中西医结合学会内分泌专业委员会副主任委员，中国中医药研究促进会糖尿病专业委员会副主任委员，中华中医药学会糖尿病学分会常委，辽宁省中西医结合糖尿病学会主任委员，辽宁省中医内分泌学会主任委员，中华医学会辽宁省内分泌学会副主任委员，中华医学会辽宁省糖尿病学会副主任委员，中华医学会糖尿病学会糖尿病周围神经病变学组委员，中华医学会内分泌学分会中西医结合学组委员。

同时兼任：国家科技进步奖终审专家，国家药监局新药评审委员，国家劳动部医保目录评审专家组成员，辽宁省糖尿病防治专家小组副组长，辽宁省糖尿病特病专家组组长，国家自然基金、"863"项目评审专家，辽宁省科技厅科技计划项目、自然基金项目评委，辽宁省、沈阳市医疗事故鉴定专家组成员，中华中医药杂志审稿专家，《实用糖尿病杂志》编委，《辽宁中医杂志》编委，《中华中医药学刊》特约撰稿人，《新英格兰医学杂志》糖尿病专刊中文版点评专家、编委。

于世家教授主导了科室的"仁"者文化，同时也精心设计了科训——仁心、仁术、仁爱、仁医。"仁者爱仁"，"仁"体现在为患者提供先进的、适当的医术，治愈病痛。"仁"也体现为尽可能提高服务质量，耐心对待患者，让相对弱势的患者可以有尊严地享受医疗技术。于教授还强调科室团结、要求科室成员以集体利益为第一要素。

在于世家教授的带领下，内分泌科由建科初期的 15 张床位，发展为 110 张床位的国家临床重点专科、国家中医药管理局重点学科、全国糖尿病联盟核心单位，并主持制定了国家中医药管理局糖尿病周围神经病变中医诊疗指南、糖尿病周围神经病变中医循证指南、糖尿病肠病中医临床路径，修订了国家中医药管理局糖尿病肠病、瘿病眼病临床路径，参与完成了中医糖尿病防治指南，并在全国范围内推广。科室由小到大，由弱到强，无不体现了于世家教授作为领路人的顶层设计和缜密安排。

二、硕果累累、业界楷模

于世家教授的丰硕成果、备受业界瞩目和推崇。作为辽宁中医药大学附属医院的医生、教授，承担科研研究工作并促进研究成果转化，其任务是繁重的。于世家教授历年来累计获发明专利 2 项，主持课题 13 项，其中国家自然基金课题 1 项，教育部博士点基金 1 项，省级科技厅课题 7 项，市科技局课题 5 项，获科研及项目经费 700 万余元。研究成果获省级二等奖 2 项、市级三等奖 4 项，编写书籍 8 部，发表相关论文 100 余篇，其中5篇被SCI收录。于世家教授发挥学术优势、将临床中的学术经验总结、升华、推广。这些成果是于教授的心血，也是现代中医人的担当。

其中最为业界称道的是于世家教授历时18年主持研发的木丹颗粒：作为目前国家批准的唯一用于糖尿病周围神经病变治疗的6类新药，在全国范围内累计销售额过亿元（截至2015年底）。于世家教授提出的活血化瘀法治疗糖尿病慢性并发症的学说及专利药物木丹颗粒的上市，其意义不仅是发明了一项专利、研制了一种药物、解除了患者的痛苦；更重要的是于世家教授明晰了中医药在糖尿病慢性并发症治疗中的优势，为中医药在糖尿病并发症的治疗上找到了很好的切入点。

三、社会担当、惠及周边

于世家教授时刻不忘作为教学医院需要承担的社会责任。他领导的科室作为组长单位，带领丹东市中医院、辽阳糖尿病医院、营口市中医院、本溪市金山医院、岫岩中医院等基层医院完成关于省卫计委（现为辽宁省卫生健康委）的"活血化瘀法治疗糖尿病慢性并发症项目"的临床研究项目，规范基层医院的中医诊疗方案、提高基层医院的科研水平。同时于世家教授以科研合作、查房、讲课、义诊等多种形式，对口支援辽阳糖尿病医院，营口市中医院，本溪市金山医院，岫岩中医院，阜新矿总医院，锦州糖尿病专科医院等，有效地提高了基层医院的医疗水平，与国家提倡的"分级诊疗""专家下基层"等惠民政策不谋而合。

　　于世家教授作为一名医生，他医术精湛，医德高尚，科研态度端正，精益求精；作为一名教授，他为人师表，诲人不倦，治学理念严谨，硕果累累；作为一名管理者，他高瞻远瞩，思维缜密，奠基学科发展，荫及后辈。对于我们而言，他是恩师，是益友，是我们奋斗的目标、学习的楷模。

第二章
学术精华

一、从《黄帝内经》标本理论指导糖尿病的治疗

前朝古人对糖尿病的探索历经了很长的一段时期，早在《黄帝内经素问》及《灵枢经》中就记载过"消渴"这一病名，《黄帝内经》根据症状和病机的不同，分别在消瘅、肺消、膈消、脾瘅等内容中对该病进行了不同的阐述。前人认为其发病原因主要有过食肥甘、五脏不足、久病劳倦、情志失调等，后世在此基础上不断进行深入研究，总结出消渴病之多饮、多食、多尿、体重减轻的主要临床特征，并常常以肺燥、胃热、肾虚为主要病理特征。同时由于消渴病病程较长，故瘀血、痰浊又为其常见的致病因素。

《黄帝内经》中的标本理论是用来探求疾病发生发展过程中致病的主要矛盾和次要矛盾，以及矛盾的主要方面和次要方面的理论。换而言之，标本是指疾病的主次、本末变化和病情轻重缓急的情况。一般来说，标是疾病表现于临床的现象和所出现的证候；本是疾病发生的病机，即疾病的本质，或者相对地指先病的脏腑及其病理表现。故《黄帝内经》云："知标与本，用之不殆……知标本者，万举万当；不知标本，是谓妄行。"说明疾病是千变万化，错综复杂的，但只要明确标与本

的关系，施以正确的治疗，就能收到理想的疗效。于世家教授深谙标本理论治则精髓，主张将其运用于糖尿病治疗过程中。李杲《东垣试效方》云："夫治病者，当知标本。"于教授认为糖尿病临床证治错综复杂，总不出"标本"二纲的范围，故在临床上首当分清标本间的关系，方能决定治疗的先后缓急。《黄帝内经》标本理论主要包括 3 个方面内容：①治病求本；②急则治标，缓则治本；③标本同治。

1. 治病求本

《素问·阴阳应象大论》："治病必求于本。"这是中医学至关紧要的一句话，也是中医人的独特精神，是辨证论治的基本原则。"求本"就是分清病因、病位、病症、病性及正邪关系中的阴阳属性，"求本"的过程也就是"辨证"的过程，故《素问·阴阳应象大论》云："善诊者，察色按脉，先别阴阳。"然而，在辨证论治过程中，某经用什么药，某药治什么病，谁宜正治，谁宜反治，何药为主，何药为次？要解决这些问题，不仅要平衡其脏腑之气血阴阳，还要寻得一个"本"字，只有瞄准箭靶的中心，对准目标，对症下药，根本性地分析出导致疾病的核心问题，才能药达病所，更加高效地发挥作用，最终起到缓解症状或治愈疾病的作用。可见治病求本的思想体现了中医治病的整体观念。因为病人的气血有多少、体质有上下、脏腑有内外、时月有远近、情志有苦乐、肌肤有肥瘠、年龄有老幼、居处有五方、时令有四时，类此者不知凡几，糖尿病的发生与发展可以通过复杂的症状和体征显现出来，故其辨证论治并不是一成不变的。由于个体差异和若干外界因素影响，诸证交互、错节盘根，正确地去辨证施治是一个及其复杂的过程，需要审察内外，综合分析，找出疾病的本质。于世家教授认为糖尿病虽然病机复杂多变，但只要谨守"治病求本"的治疗原则就不出其右。《素问集注》曰："本者，本于阴阳也。"糖尿病纵有千般表现，总归其会有发病之根源，即在不同的发展阶段均表现为气血阴阳的亏虚。于世家教授指出，治疗糖尿病时一定要透过现象看本质。例如：阴津亏虚者，可表现出口干口渴、时感燥热难耐、潮热盗汗、手足心热等症状及相应的舌象与脉象，透过这些显露在外的表象所觅得的造成疾病的根本原因即疾病的本质。从外在的表象上去追寻它的根源和本质，详细地辨证分析，才能不走错路和弯路，而不是一味地见到燥热只除热，见到盗汗只止汗。

于世家教授认为"治病求本"理论还体现在"辨体诊病"，即根据病人体质的差异，结合患者血糖控制情况制定个体化防治原则，选择相应的治疗、预防、养生方法，从而进行"因人制宜"的干预措施。对于未发生并发症的患者可以采取措施预防并发症的发生，对已经患有并发症的患者可以采取措施防止进一步发展加重，以期提高患者生活质量。传统的中医理论认为素体阴虚者容易罹患消渴病，然而随着时代的发展与生活方式的改变，越来越多的嗜食肥甘厚味者患有消渴病，这类人往往容易因脾胃受损而脾胃虚弱，痰湿内生。所以在疾病的诊治中也要注意患者体质的偏颇，治病求本，辨证给药。

2. 急则治标、缓则治本

"急则治其标，缓则治其本"着重强调了当症状危及生命或影响治疗时如何辨别轻重、分清主次的问题，是对治疗原则的一种精简概括和推进创新。治"标"还是治"本"取决于病之缓急。"急则治其标"就是说，及时治疗"标"病是为了抢救患者生命或者减轻患者的急迫症状，是为了治疗本病争取有利条件的权宜之计。"缓则治其本"含义是，在急性病的恢复期或慢性病程中要坚持"治病求本"的基本原则。《素问·标本病传论》云："有其在标而求之于标，有其在本而求之于本，有其在本而求之于标，有其在标而求之于本，故治有取标而得者，有取本而得者，有逆取而得者，有从取而得者。"从中我们可以知晓，想要分清标本并不是一蹴而就的，而是一个极其繁杂的过程，古书中记载岐伯为了让黄帝更深刻的体会"标与本"的意义，还特地列举了许多例子。《黄帝内经》中提出了有关标本之治的病证共计 14 种，其中绝大部分是"治其本"，只有"中满"和"大小不利"是从标论治的。在治疗消渴病的过程中也经常出现急性并发症，诸如神昏、肢厥、水肿、脱疽、大小便不利等，这时候应先治疗标病。急症处理完毕后，消渴病若暂未影响生命健康或无紧急情况需要处理，则再后续进行针对性地调理。先人在《黄帝内经》烦冗的标本治法论述中，归纳总结出"急则治标，缓则治本"的治疗经验。疾病的病机是复杂的，有正虚所致急症、有邪实所致急症，有先发病产生的急症、有后发病产生的急症，有旧疾复发而急者、有新病突发而急者，所以我们在界定疾病的急缓后，下一步的治疗方略是至关重要的。

于世家教授认为糖尿病有众多变证，但疾病的根源只有一种或是多种，如坠烟雾，隐而难明，在这其中只有医生知急缓、了本末、晓变化，才能对患者施以行之有效的治疗手段。乍一看，好像只有治本要先辨证论治，治标似乎只要对症治疗，但其实"标与本"的治疗皆需要辨证论治。《黄帝内经》

中"中满"与"大小不利"当急治之，然而病证又分为虚实、寒热等不同证型，治疗也选用补虚泄实、清热祛寒等不同方法。如果做不到知缓急，可能会造成疾病的治疗次序先后混杂，急症没有快速得到缓解，疾病所在根源没有得到解决，则即将发生的变证就更加难以预测。如果不能了本末，只看到疾病浮现在外的表象，那么就洞察不到疾病隐藏在表象之下的"真相"。如若变化不被知晓，只能缓解现有症状，那么就不能预测疾病的转归。所以于教授认为：应在分清疾病急与缓的基础上，及时的处置急性症状，随后跟踪治疗慢性病变，了本末，晓变化，不能只关注患者眼前的症状，中医治病要调养人的整个机体的状态，做到未病先防，既病防变，也就是说病急要治病，病缓亦要调体，无病忖量则延年益寿。

3. 标本同治

于世家教授认为糖尿病上耗肺液、中伤胃津、下损肾阴而出现上、中、下三消，其中瘀血贯穿消渴病的始终，气虚与血瘀互为因果，后期可演变为阴阳两虚的严重虚损证型，同时又容易夹杂痰浊、瘀血、燥热等病理因素，此为本虚标实之象，极易变生他证。于世家教授从导致消渴病的主要矛盾入手，重视益气养阴，消除导致虚实夹杂之证的矛盾主体，同时去除痰浊、瘀血、燥毒等病理产物，补虚泄实，标本兼治，从根本上抑制糖尿病的进展，并可预防其诸多慢性并发症。糖尿病是一种慢性代谢性疾病，有一定家族遗传性，病程较长，病程前期进展缓慢，后期由于病理代谢产物的积聚，可逐渐出现糖尿病视网膜病变、糖尿病肾病、糖尿病周围神经病变等慢性并发症。在临床上经常会遇到标病和本病衡重的情况，这时我们应当对标病与本病同时采取措施。标本兼治在临床运用更为广泛，兼顾标本则相辅相成。

总之，无论急则治其标，或是缓则治其本，或标本兼治，都要服从治病求本的原则，在临床上灵活应用。

二、从"气虚血瘀"论治糖尿病慢性并发症

于世家教授从医 40 载，以糖尿病及其慢性并发症为主要研究方向。糖尿病慢性并发症包括糖尿病肾病、糖尿病视网膜病变、糖尿病周围神经病变等微血管病变，还包括糖尿病并下肢动脉硬化伴斑块，糖尿病并颈动脉硬化伴斑块及心脑血管等大血管相关的慢性并发症。于世家教授认为"气虚血瘀"是糖尿病慢性并发症的重要病理基础。

气是生命活动的重要物质之一。气血在脉内正常循行，营养脏腑组织器官，人体的各项生理功能均依赖于气血濡养。"气和而生，津液相成，神乃自生"，气与血是人体生命活动所必需的物质基础，两者互根互生。①"气为血之帅"。一是因为气能生血，血液的生成依赖于人体脏腑的化生，而脏腑化生功能强弱的关键在于正气的充沛与否；若正气亏虚，血液生成不足，脏腑失荣，则经脉不通而成瘀。二是说气能行血，血液的正常运行来源于气的推动；若正气亏虚，无力推动血行，血运速度减慢，便会血停而成瘀。三是气能摄血，即气对血液的运行有统摄作用；若气虚，则无法统摄血液，血不归经，则会产生离经之瘀血。②"血为气之母"。一是血能生气，气存于血中，气的生成和生理活动是以血为物质基础的，血盛则气沛，血衰则气少。二是血能载气，血有运载作用，帮助气运行

至全身，血瘀已成，血不载气，气无所托而耗散，而致气虚。《素问·调经论》曰："五脏之道皆出于经隧，以行血气，血气不和，百病乃变化而生。"《素问·举痛论》指出"余知百病生于气也"，清代王清任《医林改错》曰："元气既虚，必不能达于血管，血管无气，必停留而瘀。"均阐述了血瘀因气虚而致并相兼为病的理论基础。消渴病由于久病内伤、情志不遂、过食肥甘或五脏不足等多方面因素，出现气血生化匮乏，则无以濡养机体，正气鼓动无力，导致气虚血瘀的发生。气虚、血瘀在临床上可以单独出现，也可与其他病证产生的病理产物相互夹杂为患。

胃主受纳水谷，脾居中央运四旁，化生精微水谷输布全身，为后天之本、气血生化之源。脾胃的生理功能早在《素问·经脉别论》就有论述："饮入于胃，游溢精气，上输于脾，脾气散精，上归于肺，通调水道，下输膀胱。"于世家教授认为血液中的"糖"是水谷精微中的一部分，是人类赖以生存必不可少的物质，胰岛素对糖的转化作用相当于脾运化水谷精微的过程。据此，于世家教授强调糖尿病的治疗一定要注重补脾胃之气，顾护后天之本。

对于糖尿病慢性并发症而言，瘀血既是其致病因素，又是其病理产物。其病位广泛，见症多端，上下内外、脏腑百骸皆可停瘀阻滞，发为变证。《灵枢·五变》载："怒则气上逆，胸中蓄积，血气逆留，髋皮充肌，血脉不行，转而为热，热则消肌肤，故为消瘅。"汉代张仲景在《金匮要略》中亦有阐述："病人胸满……脉微大来迟……口干燥而渴……是瘀血也。"揭示口干渴与瘀血有关。《诸病源候论·消渴候》云："小便利则津液竭，津液竭则经络涩，经络涩则荣卫不行。"

还有"久病入络""久痛入络"的观点，如《临证指南医案》云"数月久延，气分已入血分""久痛必入络，气血不行"，提示缠绵难愈的慢性疾病必将久病入络成"瘀"。清代唐容川《血证论·瘀血》篇提出："瘀血在里则口渴，所以然者，血与气本不相离，内有瘀血，故气不得通，不能载水津上升，是以发渴，名曰血渴，瘀血去则不渴矣。"故瘀血内停，则气机受阻，气化失司，津液不能敷布，脏腑失其滋润濡养而致消渴。糖尿病慢性并发症的发病特点及临床表现具有"久、瘀、顽、杂"的特点，其临床表现为四肢末端麻木、疼痛，是典型瘀血致病的表现，故糖尿病慢性并发症的论治应从"血瘀"入手。

消渴日久，"气虚"与"血瘀"两种病理因素相互掺杂推动病情发展变化，是导致糖尿病慢性并发症的重要原因。因气虚致血运无力而血行缓慢，最终导致脉络瘀阻；血瘀则气无所托，正气耗散，最终导致气虚，气虚与血瘀互为因果。因此，气虚血瘀又是糖尿病慢性并发症的重要病理因素。于世家教授认为糖尿病（即消渴病）患者的体质特点也多表现为气虚质和血瘀质两种。其临床病理特征是多虚损、多血瘀、多燥热、多痰浊、多兼证，病及脏腑、经络、气血津液，病情复杂，证候变异大。但无论怎样变化，其病机根本都离不开气虚血瘀。气虚血瘀是推动病情进展的重要因素。于世家教授坚持"治病求本"的原则，主张将补气活血法贯穿治疗糖尿病及其慢性并发症的始终，且在长期的临床实践中取得了较好的临床疗效。

糖尿病患者有血液高凝、高浓度、高黏滞状态及红细胞变形能力降低的特点。于世家教授认为正气足则瘀血去，瘀血去则血络通，血络通则血行畅，血行畅则瘀滞清。在此治则指导下，于教授研制出治疗糖尿病慢性并发症复方制剂"木丹颗粒（由炙黄芪、延胡索、川芎、当归、鸡血藤等 9 味中药组成）"，根据"气为血之帅，血为气之母"的原则，应以气血并重，制剂中应用炙黄芪，取其补气活血之功。其性甘，微温，入肺、脾经，补中益气，可治内伤劳倦、脾虚泄泻、气虚血脱及一切气衰血虚之证。本方用之大补脾气，补中气之不足。正如《本草正义》云黄芪："补益中土，温养脾胃，凡中气不振，脾土虚弱，清气下陷者最宜。"《药品化义》也指出："黄芪……性温能升阳，味甘淡，用蜜炒又能温中，主健脾，故内伤气虚……使补中益气，治脾虚……"全方的配伍组合中，黄芪补脾益气；配以苏木、鸡血藤、红花、丹参增强活血化瘀之力；配赤芍、三七又可助活血止痛之功；用当归意在活血的同时佐以养血，达祛瘀生新之功；川芎行血中之气，下达血海以助经络恢复畅通；延胡索辛温活血、利气、止痛。全方攻补兼施，虽药方精简，但配伍得当，标本兼治，其效骤显。

以现代药理分析，活血化瘀中药具有显著的抗凝、溶栓、扩血管、降低血脂、降低血小板黏聚性、改善血液微循环、软化血管和增加血管通透性等作用。更有研究表明，活血化瘀中药可提高胰岛素水平和效应，清除血液中的有害物质，纠正血液的高凝状态。因此，纵观全方用药，具有辨病与辨证相结合、局部与整体相结合的特点，诸药合用，攻补兼施，活血不伤正，扶正不留邪。经过临床观察，应用本方治疗糖尿病慢性并发症，疗效显著，在临床上还可以以本方为基础根据兼证灵活加减，也会收到很好的疗效。

三、"人-症-证-病"四位一体辨治框架

近年来，越来越多的中医、中西医结合学者认同病证结合的临床诊疗和临床研究是中西医结合的模式。于世家教授在临床实践过程中创造性提出了"辨人-审症-识证-诊病"四位一体的诊治思维模式，衷中参西，能帮助内分泌临床急慢性疾病患者较快缓解病痛，提高临床疗效。

慢性疾病如糖尿病、高血压、高尿酸血症、血脂异常症、肥胖等常常出现这样的问题：其一，慢性病的病程长。同一病人随着病程的变化有不同的证型表现；而疾病的同一阶段不同的人又有不同的证型表现。其二，这些疾病往往伴发其他疾病，对于此类人群，中医辨证可能又与单纯患某一慢性病患者的辨证不尽相同。其三，现代医学诊疗手段不断进步，许多疾病的诊断大大提前，临床中常可见到患者无任何自觉症状，仅有实验室某些检查指标异常，即临床所说"无证可辨"的情况。

无疑，上述复杂因素增加了病证结合中"证"的获取及规范的难度，同时使临床指南、路径的制定变得复杂，难以取得共识。现阶段在中医的临床实践中，仍是辨证论治对处方用药起主导作用，即主方的确定与西医的"病"是剥离的，而在病证结合模式下产生的临床指导原则、指南、路径等理论将变成无水之木，很难在临床上遵从。这必将造成慢性疾病的证型复杂化，且当患者患有两种以上慢性疾病时，或医生面临理论中疾病与现实中疾病涵盖的证不尽相同时，或患者仅实验室指标异常、无自觉症状从而导致医生无证可辨时，医生获得的

临床依据就不能准确、便利地帮助临床决策。为便于医生在临床处方思辨的过程简洁化及规范化，提出"人-症-证-病"结合的诊疗模式具有一定的现实意义。

中医学始终强调"以人为本"，于世家教授也强调治病首先要考虑的不是疾病本身，而是得病的人。所以无论在未病先防时还是既病防变时都要贯彻把人作为主体的理念。中医的体质学说和西医学的基因测序都体现了以人为本的理念。不同体质的人其易患疾病不同，不同体质的人得同一种疾病后的发展转归也不尽相同，所以临床上"识人"是第一要务。先天禀赋、后天境遇、对疾病的认识等因素都会影响到疾病的治疗及预后。

中医的突出优势之一在于可改善临床症状，许多西医学疗效不佳的病症如多汗证、便秘、失眠、呕吐、水肿等，采用中医治疗收效甚佳。中医最早认识疾病就是通过症状来认识的，中医绝大多数的病名也都是以症状来命名的。从症论治经历了几千年发展，逐渐发展到了识病辨证。症状是病证的主要外部表现形式，每个病证都是由一系列的症状组合而成，对病证的认识必须通过对其症状的辨析才能识得其病因、病性、病位、病势。医学的发展将传统四诊合参的诊疗模式进一步发展和延伸，临床中常见的无证可辨并非是真正的无证可辨，其实那些异常的实验室指标也是患者表现出的症状，也可以作为辨证的依据。诚然西医也有对症治疗，但二者的最大区别在于中医不仅注重对症治疗，还关注证的治疗。例如胃痛，即有虚实寒热之异，中医治疗则会根据虚实寒热之不同进行辨证治疗，处方用药也截然不同。这种根据主症加以辨证论治的过程即反映了中医自身的内在规律性。在对症治疗的基础上辨证论治可以解决许多单纯依靠西医学治疗效果不理想的病证，尤其对于一些看似症状相同但病性迥异的疾病，可大大提高其临床疗效。对于临床医生来说，以辨主症为基础，再结合辨证论治确立主方的治疗思路更直接、简化，这一思辩过程本身符合中医思维过程，不必先依据病证结合的相关临床指导原则按病索证然后再与患者实际证候相对应以确定患者属于何病的何证。

然而，西医学发展得如火如荼，我们对西医疾病的认识和把握是不能忽视也是无法忽视的，在疾病的诊疗过程中要对疾病有一个明确的掌握和判断。这不仅有利于充分掌握患者的病情，还有利于准确的估计预后，从而制定综合干预方案。西医学为复杂慢性病提供了综合治疗方案，近年来一些研究也为综合干预提供了一定的循证证据。我们应结合患者的实际情况，运用中医辨证论治来找准切入点解决目前主要问题，以增大患者近期及远期的获益。同时，中医的辨证用药有利于充分利用现代药理研究成果，提高临床疗效。需要注意的是，在临床用药过程中必须要进行药性的传统回归。现代药理所揭示的"某药"治疗"某病"的有效成分，只是给临床指出了一个方向，但如何把这味药用于汤剂的组方之中，使之成为有效的治病工具，就一定要根据"某药"的性味归经，遵循辨证论治的基本法则，并且综合考虑患者的主证、主方后，根据患者不同的情况将中药药理研究成果纳入治疗现代病体系中来。

"人-症-证-病"辨治框架以传统中医思维为主导，不仅有利于中医的临床实践，也有利于逐步揭示中医的内在规律性，更好地实现中西医结合。

四、学术成果

于世家教授在研究继承传统中医、拓宽临床疗效的同时，长期致力于发展中医的临床科研，取得了突破性成就。下面是其具有代表性的几个科研成果。

1. 穿山龙的扩展应用

于世家教授在现代药理研究的基础上对穿山龙进行了扩展利用。穿山龙为薯蓣科薯蓣属植物，以地下根状茎入药，药用历史悠久。《中华人民共和国药典》记载穿山龙的功能为祛风除湿，活血通络，止咳。主治风湿痹痛，肢体麻木，胸痹心痛，慢性气管炎，跌打损伤等。于世家教授指导的团队在现代药理研究中发现穿山龙的有效成分主要为甾体皂苷类，包括薯蓣皂苷、纤细皂苷和水溶性皂苷。这其中以薯蓣皂苷为主，其具有广泛的免疫调节和镇痛抗炎作用。因此，于世家教授将穿山龙广泛用于亚急性甲状腺炎的颈前疼痛、发热等症状及糖尿病痛性周围神经病变的治疗，均取得了良好的临床疗效。其博士后又将其用于大血管病变的药物研发中。

2. 大黄的药理研究

大黄，苦，寒；归脾、胃、大肠、肝、心经；有泻下攻积、清热利湿、解毒、活血祛瘀之功效，是于世家教授临床常用的药物之一。于教授在临床实践过程中发现大黄在治疗糖尿病、肥胖、非酒精性脂肪性肝病时具有独特的作用，于是对大黄的作用机制上进行了进一步的探讨。

大黄醇提物是用乙醇提取，为生药大黄的精制品，但无大黄致泻和致脐周腹痛的副作用，其主要药用成分有大黄酸、大黄素、芦荟大黄素、大黄素甲醚、大黄酚、多糖及鞣质等。有大量文献研究结果表明大黄具有一定减肥降脂作用。于世家教授及其科研团队通过动物实验证实大黄醇提物可以降低 FFA、TG、TC、LDL 水平，提高糖尿病肥胖大鼠的胰岛素敏感性。大黄酸具有降低肥胖糖尿病大鼠血糖、体重和减少其尿蛋白排泄的作用，并能减轻大鼠肾组织的氧化应激反应，抗氧化应激可能是大黄酸肾脏保护作用的机制之一。同时大黄酸与比格列酮相似，具有下调肥胖糖尿病大鼠抵抗素基因表达、降低血浆 FFA 和调脂的作用，推测其改善 IR 的机制可能与改善脂肪激素/因子对胰岛素信号传导影响和阻止脂肪转移有关。

3. 木丹颗粒的研发

木丹颗粒是国家批准的唯一用于糖尿病周围神经病变治疗的 6 类新药，其研发者正是于世家教授。早在 30 年前，于教授还是一名刚上临床的一线医生时就观察到糖尿病周围神经病变患者肢体麻木、刺痛、夜间加重的特点与瘀血型疼痛相吻合，认为糖尿病周围神经病变大多属于"瘀血致痛"且在临床实践中，应用活血通络法治疗糖尿病周围神经病变屡试不爽。经过反复的临床实践和提炼，于教授创制了糖末宁煎剂（即木丹颗粒的前身），其主要由延胡索、黄芪、苏木、当归、鸡血藤、川芎、三七等 9 味中药组成，共奏补气活血、通络止痛之功。于世家教授不局限于糖末宁在临床上的有效性，更重视对其机制的探讨。于世家教授凭借活血化瘀法的主要代表药物糖末宁，1992 年底通过省级专家鉴定获省科委成果证书，1996 年"糖末宁治疗糖尿病周围神经病变疗效机理研究"立项省科委自然基金项目，1997 年获辽宁省教委科技进步二等奖。近 20 多年，于世家教授围绕糖末宁进行的相关研究共获得国家、省市级基金项目资助共 7 项，其研究成果分别于 1997 年、2003 年、2004 年、2006 年、2009 年获省市级科技进步二、三等奖共 5 项。从不同的角度阐明了糖末宁煎剂在糖尿病周围神经病变治疗中科学性及有效性。

糖末宁的显著疗效逐渐获得了广大患者的肯定，患者覆盖地域范围越来越广，大量的临床数据也证实了糖末宁的显著疗效及长期用药的安全性。2008 年以糖末宁为基础研发的木丹颗粒获国家药监局颁发的新药证书，同年批准上市（国药监准字号 080033 号）。2012 年木丹颗粒已获批国家专利（专利号 CN101972315A）。目前木丹颗粒已广泛投入临床，为更多的糖尿病周围神经病变的患者解除痛苦。与此同时，"活血化瘀法治疗糖尿病慢性并发症"并"木丹颗粒"也写入国家中医药管理局糖尿病周围神经病变中西医结合诊疗规范、糖尿病及其并发症中医诊治学及糖尿病周围神经病变中医诊疗规范。

由此可见，木丹颗粒的研发及上市是转化医学的成功范例。

五、中医理论在科研活动中的双重地位及其发展的内在规律

早在 20 世纪 80 年代，于世家教授已就中医的科学研究进行了深入的思考和探索。他认为当代中医科研工作的宗旨是在突出中医特色的前提下，采用现代科学技术手段，深入探索传统中医理论的合理内核，揭示出中医学的内在规律，以在宏观与微观相统一的水平上提高中医学对人体生命现象及疾病本质的认识，进而实现中医现代化。可以确信，随着该项工作的深

入，传统中医学理论所潜在的意义将会得到重新认识，并将对现代医学的发展与完善起到一定的促进作用。众所周知，中医学理论是在长期大量的临床实践的基础上发展形成的。其理论体系在具有实用性、可行性和有效性。在此基础上，又不失抽象性和笼统性。这些特点决定了中医理论在科研活动中所具有的双重地位。

　　一方面，在中医科研活动中以中医理论为指导，强调了中医特色。这不仅是必要的，而且是必需的。比如在临床科研工作中，辨证论治的思维模式仍是研究工作需要遵循的一条重要思路。疾病证型的确立、治则的提出、处方的药物组成等，都要以中医传统的理论做指导，并据此对疾病进行分类和定义，以期形成理想的辨证论治模式效应，进而从中探索其规律性并赋予新的理论内容，这是中医临床科研活动的一个重要方面。又如中医证候模型的确立，对于证候本质的揭示具有重要的实验研究意义。而如何设计造模因素才能形成理想的证候模型，则同样涉及是否应以中医学的有关病因理论为依据，由此来确立造模方法的问题。根据中医"证"的特点，证候的动物模型应把病因作为诊断依据之一，即某一证候模型的造模因素应符合中医此证的传统病因。目前，一些中医证候模型存在的某些异议，都突出地集中在造模因素上。所以说，依据中医理论设计造模因素，具有重要的指导意义。另外，由于中医基础理论的主导概念带有自然哲学的属性，易于泛化，缺乏量的严格标准，药物的性味学说也显得笼统。四诊手段过于简单、直观，许多宏观的诊断指标还带有明显的主观痕迹等。这些问题的提出，又自然地把中医理论推到被研究对象的地位上，这就是中医理论在科研活动中所表现的双重性。

这样的双重地位使得中医理论在发挥指导作用的同时，又发挥着方法的职能。当研究工作是为了揭示中医理论体系某个方面的内涵而把中医理论作为研究对象时，当观察者和实验者发现了早期不能为人所知、不能为人所解释的新现象时，则需要现代科学的理论和方法做指导，这同样也是必要的。例如：中医传统方剂三黄泻心汤在经典著作《金匮要略》中原本是治疗胃中积热所致的出血证的，但经改制成血宁冲剂后（仍保留原方特性）不仅用于治疗胃中积热所致的出血证有效，而且对于肝火犯胃、脾虚不摄所致的出血仍然有效，而且三组之间的疗效几乎是相同的。为什么治火热的方药，用于脾虚不摄的出血不是加重病情而是有治疗作用呢？为什么一些单方单药能治疗不同证型的出血？像这类与传统中医理论相悖的问题的提出，我们感到迫切需要以现代科学理论或方法做指导从而对传统理论加以重新认识、研究，并提高到一个新的高度，形成新的理论。这是中医理论现代研究的重要特点。科学史表明，自然科学的发展，尤其是科学革命是一个极其复杂的过程，是多层次、多因素相互作用的结果。

中医学术的发展，中医现代化的实现也必将经历这样一个过程。我们要揭示中医学发展的动力学机制，必须从中医学的历史结构和逻辑结构两个方面进行纵向和横向剖析。基于此，我们可以把中医学的发展大体分为两个层次。第一个层次，即中医学发展的宏观动力层次，表现为在自然科学与社会科学的广阔背景上，中医学作为一种社会运动形态而发展，其中包括哲学、政策、法律、经济及社会发展等对其的影响。在中医学发展的宏观动力层次中，其根本的发展动力是医疗卫生保健事业的发展和需要以及确切的临床疗效，其作用机制是通过为中医学的发展提供认识基础、研究手段、研究课题等体现出的。而哲学的作用则主要是通过它的世界观和方法论为医学的发展和现代化提供新的认识论和方法论。第二个层次，即中医学发展的微观动力层次，表现为中医学自身的内部矛盾运动和中医学与其他学科之间的相互作用与相互影响。中医学内部的各个要素之间，如原有理论与新的实验结论之间相互作用，催化新概念的提出与传统理论的更新，进一步形成新理论体系的"初始细胞"，并渐渐完成新理论由"初始细胞"向"机体"的转变。再则，由于各学科之间的相互影响，特别是中医学与西医学之间的密切联系，这些学科之间的理论概念和研究方法会对中医学移植和渗透，为中医科研工作的深化提供手段和方法。多学科、多途径、多层次进行中医科研活动已是一种趋势。在这种趋势下，重视综合与分析相统一的思维方式，将帮助中医工作者更新传统的思维观念，建立创造性的思维结构，进而提高思维能力。而这一点，对于中医临床工作者尤为重要。

六、中医学术发展值得重视的问题

1. 中医学术的特色、优势与中医理论在科研活动中的双重地位

我们知道，中医理论体系是在长期大量的临床实践基础上，在朴素的自然观的指导下所形成的。这种具有自然哲学特点的医学理论具有实用性和有效性。从应用的角度看，目前比较趋于一致的看法是，中医学术的特色和优势集中地体现在整体观、辨证论治、经络针灸、天然药物、复方制剂等方面。然

而，由于中医学认识疾病手段的局限，即便是这些所说的特色和优势本身也存在着相当的缺陷。例如：中医理论的主导概念易于泛化，缺乏量的指标，四诊过于简单直观，许多宏观的诊断指标还明显带有主观的痕迹，药物性味学说亦显得笼统等。所以在中医科研中出现这样一个事实：一方面强调突出中医特色，以中医理论为指导；另一方面则由于上述原因，使中医理论本身又成为被研究的对象。中医理论在中医科研活动中的这种双重地位表明了中医理论的指导作用不过是一种思想上的指导，中医理论并不能用来研究揭示其本身。现在我们欲揭示中医理论某个概念的非抽象的、本质的内涵，则需要现代科学理论做指导，这是必要的。

2. 中医学术研究的现代特征

部分学者为了论证所谓"中医学独自的科研理论、方法和价值标准"，而对目前中医科研领域已被广泛采用的现代实验研究方法、手段和标准提出异议，认为其会将我们所取得的有益于西医学的理论、临床和药物使用的成果纳入西医学的框架之中。但我们认为，这种观点既不符合人们认识客观事物的一般规律，也不能满足中医学术发展的必需因素和条件。随着中医学基础与临床研究工作的深入，许多与传统中医理论相悖理论的提出，当原有理论不能被现有知识解释时，则不可避免地转变为对原有理论的突破。如果我们仅满足于在原有理论的框架内修修补补，则往往使原有理论愈修补愈不能自圆其说。中医学术研究完全没有必要也不可能在排斥现代科研方法介入的基础上，建立自己的科研方法和科研手段以及价值标准。既然西医学能把理论体系与认识截然不同但却有益于自己的理论、临床和药物使用的中医学成果纳入自己的框架，那么中医学为什么不能把有益于自己的各门学科成果纳入自己的框架呢？

我们中医队伍中，有些人由于受传统思维模式的束缚，似乎是患了"恐还原——分析症"。只要一提及此，他们就认为背离了中医学术，要在"另一认识领域内开辟道路"。这实在令人费解。我们认为持这种认识的人在于混淆了"还原论"和"还原方法"这两个截然不同的概念。如果我们承认结构和功能的统一性，承认没有结构的功能是不存在的，那么对于中医学术研究中采用以分析方法为主的现代实验研究（如证候实质、经络实质的研究等）则无须提出非议了。事实上，"证"的实质研究已取得了一定的成绩，某些证候，如血瘀证、肾虚证的某些研究成果已在全国证候规范问题会议上得到了专家们的认可。至于研究工作中出现的同一证候指标的多样性，恰恰反映了对中医证候认识过程的正常规律，是不足为虑的。

第三章
专病论治

第一节　糖尿病周围神经病变

糖尿病周围神经病变，中医古籍中原本无确切对应病名，按其临床表现在中医学文献中归于"痹证""痿证""脉痹""血痹""皮痹"等病证范畴，现代中医依据其口干多饮、形体消瘦、多尿、多食易饥并伴有肢体麻木、疼痛等症状，将其称之为"消渴病痹证"，是糖尿病的主要慢性并发症之一。

糖尿病周围神经病变的记载散见于古医籍中。《普济方》曰："肾消口干，眼涩阴痿，手足烦疼。"《王旭高医案》记载："消渴日久，但见手足麻木、肢凉如冰。"糖尿病周围神经病变是在消渴的基础上发展而来的，消渴的基本病机为阴津亏损、燥热偏盛，而以阴虚为本、燥热为标。糖尿病周围神经病变多由素体阴虚、饮食不节，复因情志失调、劳欲过度等所致；病机则是机体气血阴阳亏虚，风、寒、湿等外邪入侵，则筋脉肌肤失养，肢体疼痛。本病病性属本虚标实，以气血亏虚、气阴两虚为本，瘀血、痰浊阻络为标。病位在脉络，与肺、脾、肝、肾相关。其病理基础包括虚和瘀，虚为气血阴阳虚损，瘀为瘀血，因虚致瘀，虚瘀夹杂。于世家教授认为瘀血阻络是导致糖尿病周围神经病变的关键。活血化瘀通络药物具有显著的抗凝、溶栓、扩血管的功效，可降低血小板黏滞性及血浆纤维蛋白原，改善血液流变及微循环，同时有一定的增加血管通透性的作用，能有效改善糖尿病微血管病变，增加四肢周围神经的供血和营养，可促进损伤的周围神经修复，提高运动神经的传导速度。

因此，于世家教授认为以"气虚络瘀"为其基本病机；寻找有效治疗药物，在此基础上辨证加减，是治疗糖尿病周围神经病变的基本方法。

一、病因认识

1. 风、寒、湿邪侵袭

《证治汇补·外体门》中有"痿属血虚，木属气虚。二者均谓之痹，皆不足病也，其症不痛，惟风寒湿三气杂至为痹者，乃有余之病；故多痛。有气血俱虚，但麻而不木者，有虚而感湿，麻木兼作者，有因虚而风寒湿三气乘之，周身掣痛，麻木并作者，古称之曰周痹"以及"在手多兼风湿，在足多兼寒湿"的论述，阐明风、寒、湿邪入体可致肢体麻木、痹痛。

2. 脾胃失调，痰湿阻滞

《丹溪心法》曰："手足麻者，属气虚；手足木者，有湿痰、死血；十指麻木，是胃中有湿痰、死血。"《古今医鉴·麻木》亦云："凡人手足麻木，并指尖麻者，皆痰滞经络也。"痰湿阻滞经络，则气血运行不畅，肢体肌肤失其所养，故麻木不仁，甚则疲劳乏力。

3. 平素体虚

《云林神彀》叙述："手足麻木，属气血虚，大补气血，风药引之。"《证治汇补·外体门》中以左右分气血虚之偏重，曰："左右者，阴阳之道路。左半手足麻木者，责风邪与血少。右半手足麻木者，责气虚与湿痰。"在临床上，我们亦可根据患者左右肢体麻木程度的不同来辨别气虚与血虚的偏重。

4. 瘀血阻滞

戴元礼《证治要诀》指出："三消久之，精血既亏，或目无所见，或手足偏废如风疾，非风也。"消渴以阴虚为本，燥热为标，日久阴损耗气及阳，致气阴两伤，阴阳俱虚。阴虚燥热，煎灼津液，则血液黏滞；气虚运血无力，则血行不畅；阳虚则寒凝。瘀阻血行则致四肢失其濡养而出现麻木、疼痛的症状。

二、病机认识

于教授认为本病基本病机是"气虚络瘀"。病位在脉络，与肺、脾、肝、肾相关。病理性质多为本虚标实，以气血亏虚、气阴两虚为本，瘀血、痰浊阻络为标。临床上以虚实夹杂、寒热错杂之证多见。

肺主行水，肺气的宣发可将脾气传输至肺的水液和水谷之精中较轻清的部分，外达至全身皮毛肌腠使之濡润，亦可使其在卫气的推动作用下化为汗液，并在卫气的调节作用下有节制地排出体外。若肺气宣发作用受损，可见汗液不排或排出过多，皮毛也可因失濡而见枯槁不泽。消渴病致肺燥津伤，胃热伤阴耗气，日久气阴两虚，气虚行血无力，阴虚血少，络脉瘀滞，肢体失荣，气虚则麻、血虚则木，发为麻木。血行不畅、瘀血阻络；或气虚阳损，或阴损及阳，阳虚失于温煦，阴寒凝滞；或气不布津，阳不化气，痰浊内生；以上瘀血、寒凝、痰阻，或单独发生，或互相夹杂，均可令肢体血流不畅，不通则痛。

脾主运化，脾气不但将饮食物化为水谷精微，为精、气、血、津液的生成提供充足的原料，而且能将水谷精微吸收并传输至全身，以营养五脏六腑、四肢百骸，使其发挥正常机能。脾在体合肉、主四肢，脾气健运则四肢的营养充足，活动轻劲有力；若脾失健运，传输无力，则四肢缺乏营养，可见倦怠无力，甚或痿废不用。消渴病常见胃强脾弱，气血生化乏源；或消渴病日久，气血阴阳亏虚；或因长期麻木或活动受限，瘀血阻络；则肢体、肌肉、筋脉失于濡养，最后导致肌肉萎缩肢体痿废不用。《医门法律》曰："治肾消，因消中后，胃热入肾，消烁肾脂，令肾枯燥，遂致此疾，两腿渐细，腰脚无力。"

肝在体合筋，筋依赖肝血的濡养，肝血充足，筋得其养，才能运动灵活而有力，《素问·阴阳应象大论》称之为"肝生筋"。如果肝血亏虚，筋脉得不到很好的濡养，则筋的运动功能就会减退。肾藏髓，主气化，若肾阳充盛，则脏腑形体官窍得以温煦，其功能活动得以促进和推动；若肾阳虚衰，则脏腑功能减退，机体新陈代谢减缓，继而因产热不足发为虚寒性病证。消渴病后期损耗肝肾，阴虚内热，筋骨失充而痿弱；因远端肢体失荣，若复遇外伤感染，可并发脱疽。

三、辨证分型治疗

于教授临证注重四诊合参，辨病与辨证相结合，结合个体差异组方用药。根据糖尿病周围神经病变临证表现，将其分为气虚血痹证、寒湿阻滞证、脾虚痰阻证、瘀阻脉络证、肝肾亏虚证四个证型。

1. 气虚血痹证

消渴病气阴两虚，本证由于气虚无力运血，阴虚脉道涩滞，闭阻经脉所致。

[**症状**] 肢体麻木不仁，肢凉刺痛，以下肢为著，入夜疼痛加剧，得温痛减，遇寒加重，面色㿠白，自汗气短，神疲倦怠。舌淡暗，苔白，脉虚细无力。

[**证机概要**] 气虚血瘀，阻滞经脉。

[**治法**] 益气养血，通络止痛。

[**处方**] 黄芪桂枝五物汤加减。

[**方药组成**] 生黄芪、桂枝、赤芍、白芍、当归、丹参、甘草、大枣、生姜。

[**随证加减**] 于教授在临证中，对于疼痛较剧者加片姜黄以破血行气，通经止痛；腰膝酸痛者，加牛膝、川续断、杜仲以益肾健腰；因气候变化而疼痛加剧者，加防风、羌独活以祛风行痹、通络；偏于上肢疼痛者，加桑枝、威灵仙；气虚较重者，加党参、白术；血虚明显者，加熟地黄、阿胶；气虚卫表不固，自汗出者，重用黄芪、桂枝、白芍以增益气固表、调和营卫之功；偏于下肢疼痛者，加木瓜、牛膝、地龙；兼瘀血者，加鸡血藤、红花、桃仁。

2. 寒湿阻滞证

本证为寒湿之邪痹阻筋脉、肌肉、骨节，营卫行涩，经络不通，而致疼痛。

[**症状**] 患肢发凉，触之皮温降低，皮肤苍白，遇冷则痛，得热则舒，午后患肢肿胀，且有沉重感，呈袜套样分布，趺阳脉搏动微弱，趾间及足底部溃烂流脓血，或见周围有小水疱，可见间歇性跛行，口渴欲热饮，小便清长、量多，体倦乏力，消瘦。舌淡，苔白腻或白滑，脉沉细而迟。

[**证机概要**] 寒邪夹湿，留滞经脉，气血闭阻所致。

[**治法**] 温经通络，散寒止痛。

[**处方**] 独活寄生汤加减。

[**方药组成**] 川乌、桂枝、独活、桑寄生、当归、赤芍、红花、牛膝、川续断、生地黄、熟地黄、山茱萸、山药、茯苓、泽泻。

[**随证加减**] 于教授对于风寒束表者，加防风、荆芥、豆豉；肝肾阴虚症状明显者，加鹿角霜、淫羊藿、菟丝子；痛甚者，加乌梢蛇粉吞服或加延胡索、乳香、没药；溃烂严重者，加黄芪、汉防己、赤小豆。

3. 脾虚痰阻证

本证属素体或久病脾虚，脾运化水湿之能力下降，水湿不得化，聚湿生痰，痰浊痹阻脉络，而见肢体麻木等症。

[**症状**] 脘闷纳呆，肢体重着，麻木不仁，或如蚁行，乏力倦怠，兼头晕目眩，头重如裹，胸胁作痛，腹胀便溏。舌质淡，舌体胖，苔白腻，脉濡滑。

[**证机概要**] 脾气亏虚，痰浊阻滞。

[**治法**] 益气健脾，化痰通痹。

[**处方**] 参苓白术散合补中益气丸加减。

[**方药组成**] 茯苓、半夏、白扁豆、陈皮、山药、白术、

莲子心、砂仁、薏苡仁、黄芪、当归、升麻、柴胡、人参、甘草。

[随证加减] 于教授临证中，见肢体麻木，蚁行感较重者，加独活、防风、僵蚕；畏寒肢冷者，加桂枝、白芍以温阳通络和营；湿痰盛，呕吐恶心者，加川厚朴、苍术、砂仁；关节肿痛剧者，加用甘遂以祛痰逐饮、消肿散结；痰浊流窜，痛、麻部位不定者为风痰，加用白附子、制南星、大皂角以祛风涤痰。

4. 瘀阻脉络证

于教授认为"久病必瘀、久病入络"，消渴病痹证多为消渴病日久，故本病发展至后期多见脉络瘀阻之证。

[症状] 肢体关节疼痛剧烈，痛如针刺感，痛有定处，肿胀拒按，面色黧暗，肌肤干燥，渴不欲饮。舌暗有瘀斑，脉细涩不利。

[证机概要] 血脉瘀阻，不通则痛。

[治法] 活血化瘀，通痹止痛。

[处方] 糖末宁加减。

[方药组成] 延胡索、苏木、当归、鸡血藤、三七、丹参、乳香。

[随证加减] 于教授临证中，认为瘀滞日久时，瘀血不去，新血不生，则气血不足，可酌加桂枝、黄芪以益气助阳、通达血脉。如见瘀血凝滞较重者，于教授常加用全蝎等虫类药以搜剔祛风、通络止痛。

5. 肝肾亏虚证

本证见于痹证日久，迁延不愈，正虚邪恋，气血不足，肝肾亏损所致。

[**症状**] 手足麻木，伴四肢挛急、疼痛，部分患者疼痛颇剧，状如针刺，头晕目眩，腰酸耳鸣，五心烦热。舌红少苔，脉弦细或细数。

[**证机概要**] 肝肾不足，筋脉失于濡养、温煦。

[**治法**] 补肝益肾，缓急止痛。

[**处方**] 虎潜丸合芍药甘草汤加减。

[**方药组成**] 熟地黄、龟甲、黄柏、知母、牛膝、当归、白芍、甘草、枸杞子。

[**随证加减**] 于教授临证中，见肌肉疼痛重者加地龙、桑枝、鸡血藤、丹参以养血舒筋通络；筋脉拘急，疼痛剧烈者，加丹参、木瓜；偏于肾阴虚者，加女贞子、山茱萸、生地黄以补益肾阴；头晕目眩者，加天麻、钩藤、夏枯草以平肝息风；腰酸膝软、两目干涩者，加女贞子、墨旱莲；肾阴虚，相火偏旺且伴有遗精早泄者，加黄柏、牡丹皮、金樱子以清泄相火、固涩收敛；偏于肝阴虚者，重用白芍、枸杞子、生地黄以养肝柔肝。

四、治疗心得

1. 益气活血，祛瘀生新，通络止痛

所谓"久病必瘀""久病入络"，"瘀"既是糖尿病经久不愈的病理产物，又是糖尿病周围神经病变的致病因素。"瘀"为治疗糖尿病周围神经病变的关键点，临证中应意识到活血化瘀的重要性。因此，于世家教授根据"气为血帅，血为气母"的原则，以益气活血、祛瘀生新为临床治疗中的主

要治则。

于教授通过对糖尿病周围神经病变患者（当时称为末梢神经炎）的仔细观察，发现糖尿病周围神经病变患者的典型症状为肢体麻木、刺痛，夜间加重，痛处固定不移，且普遍存在舌质暗红或紫暗，可见瘀点、瘀斑等血瘀征象，这与中医传统理论中血瘀证的疼痛特点完全相同。因此，于世家教授提出了"血瘀证与糖尿病并发症的形成与发展密切相关""血瘀证贯穿疾病的始终""活血化瘀是防治糖尿病各种慢性并发症的重要治则"，在糖尿病慢性并发症的治疗上形成了其独特的理论体系和学术思想。于教授认为糖尿病周围血管病变的基本病机为"气虚血瘀，脉络不通"，并依据"瘀血不去，新血不生"的理论强调"益气活血，祛瘀生新，通络止痛"的治疗原则，并以此治疗原则为基础，研制成院内制剂糖末宁（木丹颗粒的前身），为众多糖尿病周围血管病变患者解除病痛。

糖末宁煎剂（木丹颗粒）的主要组成包括延胡索、黄芪、苏木、当归、鸡血藤、红花、三七等7味。根据中医"气为血之帅，气行则血行"的理论，方中选用黄芪为主药，重用黄芪以补气，气足则瘀血得行，诸证得缓。延胡索味辛、苦，性微温，可活血散瘀、理气止痛。该药在方中能活血化瘀、生新、通络止痛。《本草纲目》谓其："能行血中气滞，气中血滞，故专治一身上下诸痛。"《本草求真》谓延胡索："以其性温，则于气血能行能畅。"鸡血藤因其形如经络，故取类比象，常作为补血活血通络之佳品应用。《本草便读》云："凡藤蔓之属，皆可通经入络。"《饮片新参》中云鸡血藤："祛瘀血，生新血，流利经脉。"

2. 重视物理疗法

在治疗糖尿病周围神经病变的过程中，物理疗法的作用与中药活血化瘀药物有异曲同工之妙。电刺激、针灸、外敷等多种物理疗法可以有效改善局部皮肤血供，促进神经的修复与再生。于教授强调，糖尿病周围神经病变患者神经受损，症状表现为温觉、痛觉障碍，对皮肤受损缺乏灵敏的反应，因此应避免应用经皮、透皮刺激，以免造成皮肤损伤。经过广泛筛选与比较，于教授选择了低频脉冲电治疗仪和糖尿病治疗仪为主要治疗设备。

低频脉冲电治疗仪是根据刺激经络治疗糖尿病周围神经病变的原理，将低频率的脉冲电流通过皮肤输入机体，使体内电荷分布及电荷运动改变，刺激感觉神经末梢，神经反馈调节引起血管扩张，受损的神经得以供血改善，从而促进神经修复及再生。

糖尿病治疗仪采用红外照射技术、超低频数控电脉冲技术及负压按摩技术，并结合绿色音乐疗法，通过照射和刺激对调节胰腺功能和内分泌系统有特效的穴位，使机体组织处于最佳功能状态，全面调节机体免疫功能，促进机体新陈代谢，改善全身血液循环，达到治疗糖尿病及其并发症的作用。通常治疗采用的穴位有脾俞、肾俞、中脘、关元、鱼际、太溪、足三里（右）、涌泉（左）。治疗时每穴位3分钟，每日一次，28天为一疗程，可连续治疗2~3个疗程，两疗程中间休息15天。

3. 痛性糖尿病周围神经病变——止痛是重要手段

于世家教授提出，在常规治疗痛性糖尿病周围神经病变患者的基础上，其治疗重点是止痛。镇痛是对患者的人文关怀，更是疾病治疗的必要手段，可以帮助患者树立战胜疾病的信心，并有效减轻患者抑郁和焦虑等情绪问题。同时，配合中医疗法与西医疗法相结合、药物治疗与物理治疗相结合、病因治疗与对症治疗相结合等多种治疗方式，从而取得良好效果。

五、验案举隅

赵某，女，68岁。

初诊日期：2018年6月5日。

主诉：口渴多饮10年，加重伴双下肢麻痛3个月。

现病史：患者10年前无明显诱因出现口渴多饮、尿频量多等症状，就诊于当地医院，查空腹血糖高（具体不详），诊断为"2型糖尿病"，曾口服多种降糖药物，血糖未予系统监测。2年前逐渐出现双下肢麻痛症状，住院系统治疗明确诊断"糖尿病周围神经病变"，未予系统治疗。3个月前因上述症状加重，为寻求中医治疗，遂来诊。

刻下症：口渴多饮，尿频量多，疲乏无力，双下肢麻木疼痛，偶有胸闷，食纳可，二便调，病来无恶心呕吐及发热症状。

既往史：否认高血压病、冠心病等疾病史。

查体：心率67次/分，血压125/70mmHg，心、肺、腹查体未见明显异常，生理反射存在，病理反射未引出。BMI 24.8kg/m^2，腰围82cm，双下肢足背动脉搏动减弱，双足皮温正常。舌紫暗，苔薄白，脉沉细。

理化检查：HbA$_1$c 6.9%；肌电图示左、右腓总神经感觉神经传导速度减慢；腹部彩超示脂肪肝。

中医诊断：消渴病痹证（气虚血瘀）

西医诊断：2 型糖尿病

　　　　　糖尿病周围神经病变

　　　　　脂肪肝

治法：益气养阴，活血通络。

处方：

　　　　黄芪 50g，党参 30g，当归 15g，川芎 15g，

　　　　黄精 50g，玉竹 15g，赤芍 15g，女贞子 15g，

　　　　枸杞子 15g，益母草 30g，延胡索 15g，鸡血藤 15g，

　　　　三七 10g，红花 15g。

　　　　每日 1 剂水煎服（14 剂）。

在用西药严格控制血糖、血压、血脂的基础上，予弥可保 500μg，每日 3 次，口服以营养神经；胰激肽原酶片 240 单位，每日 3 次，口服以改善微循环。

治疗 2 周后，患者双下肢麻木疼痛症状明显缓解。

按语： 对于此病证，在西医方面，于教授主张控制血糖、血压、血脂，并予营养神经、改善微循环治疗。在中医方面，于教授辨证准确，用药得当，并非见瘀化瘀，而是究其发病之根本。本方重用黄芪 50g 以益气为主，佐以养阴之女贞子、枸杞子，另加赤芍、益母草、延胡索等活血祛瘀，配伍通络之鸡血藤等，使气能行血，则络瘀自除。

第二节　糖尿病下肢动脉硬化症

糖尿病下肢动脉硬化症是以下肢疼痛、麻木、发凉、间歇

性跛行、足背动脉搏动减弱、足部溃疡、坏疽等为主要临床表现的一类疾病。

依据其临床表现将其归于中医学中的"消渴病"范畴，且合并"痹证""脉痹""血痹""脱疽"等病证。《金匮要略·血痹虚劳病脉证并治》指出"血痹阴阳俱微""外证身体不仁，如风痹状"。消渴病的发生与禀赋不足、情志失调、饮食不节等关系密切，其主要病机为"阴津亏损，燥热偏胜"，且以阴虚为本，燥热为标。糖尿病下肢动脉硬化闭塞症多是由于消渴病阴虚内热，热灼津伤，血行不畅，脉道涩滞，或炼液为痰，阻滞脉道；或日久阴损及气，气阴两虚，气虚运血无力，血行瘀滞；或病久迁延不愈，阴损及阳，阴阳两虚，阳虚水液失布，水湿、痰浊、瘀血互结于脉中，最终导致血脉瘀阻。无论是阴虚、气虚还是阳虚，皆可导致血脉瘀阻的发生，由此可见血瘀阻络贯穿了整个病理过程。于教授认为本病以行气活血为治疗大法，临床多用益气活血、通经止痛之方药进行治疗。

一、病因认识

1. 寒湿侵袭

外邪侵袭，多责寒湿。寒湿之邪侵袭人体，时积日久为疾，故北方较南方病人多。寒为阴邪，"寒邪客于经络之中则血泣，血泣则不通，不通则卫气归之，不得复反"，故而血瘀。寒侵血脉则挛缩而痛，故"得炅则痛立止，因重中于寒，则痛久矣"。血瘀日久，外则皮肤失荣；内则筋骨失养，不荣则痛。湿为阴邪，其性黏滞，易阻气机，气机不畅则无以运血，而见血行瘀滞；又湿性下趋，五脏对应于脾，脾主四肢，故多发于四肢，而以下肢为多见。故《灵枢·百病始生》曰："清湿袭虚，则病起于下。"寒湿之邪常常相兼为患，使病情渐重而缠绵。

2. 七情失调

情志失调，气滞血瘀。《冯氏锦囊秘录》曰："郁怒伤肝脾……气血难达，易致筋溃骨脱。"七情失调亦为导致本病的因素之一，情志失调、郁怒伤肝、忧思过度、情志不舒等情况均可导致肝气郁结、气机不畅，而致气滞血瘀，瘀血阻络，局部失于新血之濡养，终可致"筋溃骨脱"。

3. 饮食不节

饮食偏嗜，膏粱厚味。《素问·生气通天论》说："膏粱之变，足生大丁。"《素问·阴阳应象大论》曰："味归形，形归气；气归精，精归化。精食气，形食味；化生精，气生形。味伤形，气伤精；精化为气，气伤于味。"药食之品能够滋养身体，提供人体生长发育所需的精微物质，但若药食之味太过亦能损伤人体。过食膏粱厚味，可损脾碍胃，脾胃功能失调，无以运化水谷，则水反为湿，谷反为滞，郁积日久，湿热内生，湿热下注肢体、筋骨、关节，留于肢体，阻遏血脉，日久则血败肉腐而为坏疽。

4. 素体体虚

体虚，多以气虚为主。气为血帅，气行血行，气虚血缓，缓则易瘀，瘀壅脉络，久则闭阻血脉。肾为先天之本，肾阳不足则不能温煦脾阳。脾为生痰之源，脾阳不振，无以运化水湿，而致痰湿内生，流于血脉，则痰阻血瘀。肾阴亏虚，肾精不足，致髓海失养，骨髓空虚，则伤骨致脱。脾为后天之本，气血生化之源，主运化水谷精微，脾虚则推动无力，血停成瘀，津滞为痰，痰瘀阻络，甚则闭塞血脉，劳亦加重。

5. 外感毒邪

毒邪外侵，肢体受伤。外感毒邪多以热毒为主，或其他病邪郁久化热蕴毒，致脉络闭阻，肢体失于血之濡养而紫黑坏死，甚则脱落。肢体受外伤若失治、误治，沾染湿热毒邪，邪毒阻遏，瘀阻血脉，蚀肉化脓，则伤筋脱骨。

于教授认为本病的发生与内外综合因素引起脏腑气血失调、瘀阻经络、血行停滞有关，故血脉瘀阻是发病的基本病机。

二、病机认识

本病的发生多在消渴病日久的基础上，而消渴病是以阴虚为本，燥热为标的。

从本病的发展来看，正虚贯穿其病程始终。中医学强调"正气存内，邪不可干"与"邪之所凑，其气必虚"的观点。于教授认为本病初期以正虚为主，邪气不显。这一时期多表现为四肢乏力，或时有酸胀麻木，而无明显发凉或疼痛症状，肤色正常或欠润泽，趾甲部分略增厚或变黄，汗毛略少，动脉搏动正常或略减弱，舌质淡胖，脉细弱等气虚之象。如气虚进一步加重，阳气不足以温煦，则会出现一派寒象，往往表现为患肢发凉、麻木，局部皮温低。气虚无力行血，血行瘀滞，而见间歇性跛行，足背动脉搏动减弱，舌质淡暗或紫暗，舌苔白润，脉弦紧。寒邪久留，血脉凝滞，不通则痛，临床可见患肢发凉、麻木、酸胀较重，间歇性跛行严重，可出现持续性疼痛，遇寒加重，得温稍缓；寒凝瘀血停滞，且入夜阳气更虚，故夜间疼痛加剧。血脉瘀阻，旧血不去，新血不生，血不能益肤养肉，故皮肤可呈紫红色或见紫褐斑，趾甲增厚、变形，汗毛稀少，或肌肉萎缩，大、中动脉搏动减弱或触不清。舌质青紫有瘀点或瘀斑，苔白润，脉沉紧或沉迟为寒凝血瘀之象。血脉瘀阻，日久化热，瘀热互结，则在血瘀的基础上出现热象之征，可表现为患肤局部烧灼疼痛，遇热痛甚，遇冷痛缓，夜间痛剧。皮肤呈紫红色，伴干燥、脱屑、光薄或皲裂，趾甲增厚、变形，生长缓慢，汗毛稀少或脱落，肌肉萎缩，大、中动脉搏动减弱或触不清。舌质红或绛，苔黄，脉沉涩或细涩为瘀热之征象。瘀热化毒，或外感毒邪，热盛肉腐，肉腐则化脓，可见患肢皮肤紫黑、溃破、脓水恶臭，腐肉不鲜，疼痛难忍，夜间痛甚。此时邪胜正虚，故腐溃面积可迅速扩大，并深至筋骨，以及患部严重营养障碍，大、中动脉搏动减弱或消失。舌质红绛有裂纹，苔黄燥或黄腻，脉弦细或滑数为热毒之征象。

综上，于教授认为本病为正气渐虚、邪气渐重、虚实夹杂的衍变过程。在消渴病气阴两虚的基础上，气损及阳而脉络寒凝，同时气不能行血而瘀血内停，两者错杂并见，相互转化。阴虚易致邪瘀化热，而出现脉络瘀热。假若不慎外染邪毒或内毒外发，则会出现破溃坏死等重症。

三、辨证分型治疗

于教授临证注重四诊合参、辨病与辨证相结合，并结合个体差异组方用药。根据糖尿病下肢动脉硬化闭塞症临证表现分为：寒凝经络证、血脉瘀阻证、热毒伤阴证、湿热毒盛证等证型。

1. 寒凝经络证

消渴病日久，阴损及阳，外受寒湿之邪，寒凝经脉，不通则痛。

[**症状**] 患肢发凉、酸胀、麻木，可见间歇性跛行。患肢局部皮温下降，皮肤颜色正常或苍白或苍黄，大、中动脉搏动正常或减弱。舌质淡紫，舌苔白润，脉沉或紧或涩。

[**证机概要**] 寒凝经脉、气血不通、不通则痛。

[**治法**] 温阳散寒，活血通络。

[**处方**] 当归四逆汤合阳和汤加减。

[**方药组成**] 当归、桂枝、芍药、细辛、甘草、通草、大枣、熟地黄、白芥子、鹿角胶、炮姜炭、肉桂、麻黄。

[**方解**] 方中当归味甘，性温，养血活血；桂枝味辛，性温，温经散寒，通利血脉；白芍养血和营，助当归补益营血；细辛祛风散寒，助桂枝温通血脉；通草通经脉以畅血行；重用大枣补血；炙甘草益气，调和诸药；熟地黄味甘，性温，大补营血，填精补髓；鹿角胶温肾壮阳，生精补髓，强壮筋骨；肉桂、炮姜炭温阳散寒、通利血脉；白芥子善驱皮里膜外之痰，通络散结消肿；麻黄少而用之，辛温达卫，开泄腠理，以散肌表腠理之寒凝。

2. 血脉瘀阻证

本症多见于消渴病气阴两虚，气虚则运血无力，阴虚则脉道涩滞，则血液运行不畅，瘀血阻滞于经脉。

[**症状**] 患肢发凉、酸胀、麻木，呈持续性疼痛，往往夜间加剧，间歇性跛行严重。患肢局部皮温下降，皮色或见紫褐斑，趾甲增厚、变形、生长缓慢，汗毛稀少，皮肤光薄，或肌

肉萎缩。大、中动脉搏动减弱。舌质淡紫有瘀点、瘀斑，舌苔白润，脉沉紧或沉涩。

[**证机概要**] 瘀血阻滞、经脉不通、不通则痛。

[**治法**] 活血化瘀，通络止痛。

[**处方**] 糖末宁加减。

[**方药组成**] 延胡索、苏木、当归、鸡血藤、三七、丹参、乳香。

[**随证加减**] 瘀滞日久，则瘀血不去，新血不生。气血不足，酌加桂枝、黄芪以益气助阳、通达血脉。临床上如见瘀血凝滞较重者，于教授常加用全蝎等虫类药以搜剔祛风、通络止痛。

3. 热毒伤阴证

本症见于寒邪久蕴，郁而化热，伤津耗液；或平素阴虚，阴虚火旺，复感热邪，致肢体失养。

[**症状**] 患肢酸胀、麻木、灼热不适，遇热痛甚，往往夜间痛剧。患肢局部皮肤或呈暗红色，趾甲增厚、变形、生长缓慢，汗毛稀少，皮肤干燥、脱屑、光薄或皲裂，或肌肉萎缩。口干多饮，便秘溲赤，大、中动脉搏动减弱。舌质红或绛，苔黄，脉弦细数或沉涩。

[**证机概要**] 热邪伤阴，灼伤脉络，不荣则痛。

[**治法**] 清热解毒，养阴活血。

[**处方**] 清营汤合增液汤加减。

[**方药组成**] 犀角、生地黄、玄参、麦冬、金银花、连翘、黄连、竹叶、丹参、甘草。

[**方解**] 方中犀角（水牛角代）咸寒，入营入血，清营分

毒热，又可凉血散瘀；生地黄清热凉血，养阴生津；麦冬养阴生津，清热除烦；玄参滋阴，降火，解毒；金银花、连翘、竹叶既能清热解毒，又能轻清透泄，使营分之邪透出气分而解；黄连清心解毒；丹参清心安神，活血化瘀，兼以引药入心营。诸药合用，共奏清营解毒、透热养阴之功。

4. 湿热毒盛证

本症多见于消渴病日久，气阴两虚，阴阳俱虚，而致肢体经脉瘀阻，不通则痛。亦可因复感湿热毒邪所致。

[**症状**] 患肢可出现坏疽，疼痛难忍，往往夜间痛甚。坏疽很快蔓延至小腿或小腿以上，皮肉肿胀，浸淫蔓延，溃破腐烂，皮肉不鲜，身热口干，便秘溲赤。大、中动脉搏动减弱。舌质红，苔黄腻，脉滑数。

[**证机概要**] 湿热毒邪浸淫，血败肉腐成脓。

[**治法**] 清热利湿，解毒活血。

[**处方**] 四妙勇安汤加减。

[**方药组成**] 金银花、玄参、当归、甘草。

[**方解**] 方中重用金银花清热解毒；玄参滋阴清热，泻火解毒；当归活血和营；生甘草解毒，调和诸药。四药合用，共奏清热解毒、活血止痛之效。

[**随证加减**] 于教授临证时，见邪热炽盛者，加龙胆草、栀子、黄芩以增清热利湿之功；见热盛伤阴明显者，加生地黄清热养阴。

四、治疗心得

于世家教授提出，糖尿病并发症的形成与发展与血瘀证密切相关，针对血瘀证的治疗应贯穿疾病的始终。根据中医异病同治、辨证施治的理论，于世家教授提出活血化瘀是防治糖尿病各种并发症的重要治则，并将"活血化瘀、祛瘀生新、通络止痛"的治则活用于糖尿病下肢动脉硬化闭塞症的治疗，是于世家教授治疗糖尿病慢性并发症的独特之处。

于世家教授在控制血糖、血压，降低血脂等综合治疗的基础上，运用传统中医理论辨证施治，同时配合西药以改善微循环、扩张血管、抑制血小板聚集、保护血管内皮细胞和软化斑块。其治疗的关键在于中药注射液与扩血管药物交叉静脉注射，从而有效地扩张血管、建立侧支循环、改善下肢血液供应，从而取得了良好疗效。无论糖尿病下肢动脉硬化闭塞症的病情轻重，疼痛为其主要表现，尤以夜间疼痛为甚，患者常因此无法入睡，疼痛难忍。本病病机为血脉瘀阻，故治疗以活血化瘀、通络止痛为主，药用丹参、赤芍、牛膝、延胡索、鸡血藤、红花、水蛭、地龙、黄芪等。同时配合前列地尔以扩血管。对轻、中型动脉闭塞，乃至重型皮肤有溃烂、变黑者，疗效均可靠，特别是对轻、中型闭塞者，每每奏效。

于世家教授在临床中选择低频脉冲电治疗仪和光子治疗仪为主要治疗设备，应用于糖尿病下肢动脉硬化闭塞症的患者，取得了较好的疗效。

外用治疗：未溃破或坏死者，当以药浴洗之，以驱病邪。熏洗疗法当用温经散寒、活血化瘀之方药，方为桂枝、红花、乳没、干姜、花椒、透骨草、千年健、鸡血藤、樟脑，煎汤外洗。已溃破者，如遇溃疡面积小者，可用雷夫奴尔消毒后，外敷生肌玉红膏。如遇溃疡面积较大且坏死组织难以脱落者，可用蚕食的方式清除坏死组织。如遇创面有硬结痂皮者，可用冰片锌氧油以软化。如遇局部红肿热痛逐渐消退且坏死组织开始软化者，即可作分期清除，疏松的坏死组织先除，牢固的坏死组织后除，坏死的软组织先除，腐败的骨质后除。注意彻底的清创术必须在坏死组织与健康组织分界形成后进行，近端炎症控制后，则可行坏死组织清除，或坏死组织清除缝合，或截趾术。

西医治疗：改善生活方式，合理饮食，减少高糖、高脂食物的摄入，减轻体重，戒烟，限酒，注意保暖以及足部的护理，用温水洗浴，不可用烫水泡脚，以避免伤到足部。对于间歇性跛行，但无静息痛的患者，最为经济有效的疗法是每日适量运动，步行锻炼能使闭塞动脉远端的肌肉获得最大的血流量，以加速侧支循环的建立。同时控制血糖、血压、血脂，抗血小板凝聚，以改善跛行症状。

物理治疗：高压氧疗法可增加血氧含量、抑制细菌的繁殖，可以促进溃疡的愈合，减少截肢率；光线疗法包括红外线、紫外线、激光和可见光的光电效应、光化学效应、电磁效应等，具有消炎、镇痛、消肿、促进肉芽生长、加速溃疡伤口愈合的作用；下肢动脉负压治疗可改善患肢局部瘀血状态。

手术治疗：在内科保守治疗无效时，需行各种血管重建手术，包括外科手术治疗和血管腔内治疗，手术治疗可明显降低截肢率，改善生活质量。

五、验案举隅

李某，男，58岁，干部。

初诊日期：2018年10月25日。

主诉：口渴多饮15年，加重伴间歇性跛行3个月。

现病史：患者糖尿病史 15 年，血糖控制不佳。3 年前开始出现双下肢沉重、发凉，就诊于外院明确诊断"糖尿病并下肢动脉硬化闭塞症"。近 3 个月上述症状加重，遂未诊治。

刻下症：双下肢麻木、疼痛，有间歇性跛行，持续行走距离小于 10 米，因疼痛夜不能寐，二便调，纳可。

既往史：否认高血压病、冠心病等疾病史。

查体：血压 175/95mmHg，心率 82 次/分，心、肺、腹查体未见异常，生理反射存在，病理反射未引出。BMI 31.2kg/m²，腰围 100cm，双下肢足背动脉搏动消失，双足皮温低。舌质暗，苔白腻，脉沉细。

理化检查：甘油三酯 5.75mmol/L，总胆固醇 9.87mmol/L，高密度脂蛋白 1.47mmol/L，低密度脂蛋白 6.16mmol/L。双下肢动脉彩超示符合双下肢动脉硬化闭塞改变。

中医诊断：消渴病（阴阳两虚兼血瘀）

　　　　　脉痹（寒凝血瘀）

西医诊断：2 型糖尿病

　　　　　糖尿病双下肢动脉硬化闭塞症

　　　　　高血压病 3 级（很高危）

　　　　　血脂异常症

治法：益气温阳，活血通络。

处方：

生黄芪 30g，当归 12g，桃仁 12g，红花 15g，
赤芍 25g，白芍 25g，牛膝 25g，木瓜 15g，
玄参 25g，丹参 25g，淫羊藿 10g，桂枝 6g，
忍冬藤 25g，延胡索 15g，水蛭 12g，土鳖虫 9g，
地龙 15g。

每日 1 剂水煎服。

予严格控制血糖、血脂、血压，同时以中药汤剂配合丹参注射液 1.2mL，每日 1 次；前列地尔注射液 10μg，每日 1 次；两药上、下午交替静脉滴注。

2 周后，患者双下肢麻、凉、痛的症状均有明显缓解，夜寐可，舌暗红，苔薄白，脉沉细。效不更方。

3 周后，患者间歇性跛行改善，可持续行走约 100 米。

随访半年，现已能正常行走。

第三节　糖尿病肾病

糖尿病肾病是糖尿病最常见和最严重的微血管并发症之一，其临床早期特征是尿液中蛋白轻度增加（微量白蛋白尿），逐步进展至大量白蛋白尿和血清肌酐上升，最终发生肾功能衰竭，需要透析或肾移植治疗，这也是造成终末期肾病的常见原因。

中医学无糖尿病肾病的病名记载，但对本病的病机及症状早有论述。中医学认为，糖尿病肾病是在糖尿病的基础上演变而来的，其发病源于消渴，属于消渴"并病"。根据糖尿病肾病临床表现及病机特点，可以将其归纳到中医的"腰痛、水肿、眩晕、关格、虚劳"等范畴。

一、病因认识

1. 禀赋不足

《灵枢·五变》云："五脏皆柔弱者，善病消瘅。"先天禀赋不足是引起消渴病的重要内在因素，尤以阴虚体质之人容易罹患。同时，先天禀赋不足之肾气亏虚也是发生糖尿病肾病的主要病因。

2. 饮食不节

过食肥甘，醇酒厚味，辛辣香燥，损伤脾胃，致脾胃运化失司，从而积热内蕴，化燥伤阴，消谷耗液，发为消渴。早在《素问·奇病论》有云："此肥美之所发也，此人必数食甘美而多肥也。肥者令人内热，甘者令人中满，故其气上溢，转为消渴。"消渴病日久，脾病及肾，则见脾肾两虚之糖尿病肾病。

3. 劳欲过度

房事不节，劳欲过度，肾精亏损，虚火内生，则火因水竭而愈烈，水因火烈而愈干，终致肾虚肺燥胃热，而致本病。《外台秘要·消渴消中》云："房事过度，致令肾气虚耗故也，下焦生热，热则肾燥，肾燥则渴。"

二、病机认识

消渴日久不愈致脏腑气血虚衰而发病，肾为先天之本，脾为后天之本，两者相辅相成。西医学中所提及之蛋白，即是中医学中所说之精微物质，由脾生化，由肾封藏。脾的生化功能依靠肾气鼓舞，而肾之封藏又依赖脾生化之阴精以涵养。消渴日久，损及脾气，脾气虚则不能升清，谷气下流，精微下注；脾病及肾，肾虚则封藏失司，精微不固。消渴日久，消灼肾阴，肾阴亏虚，固摄失职，精微不固而下泄。肾阴亏虚则五脏之阴俱虚，脏腑气血阴液亏耗，气虚血运无力，阴虚血行艰涩，运行不畅而至瘀。脾气虚衰，不能运化水液，湿浊内停。而湿浊困脾又加重脾气损伤，导致精微下泄。消渴病日久，气阴两虚，在此基础上气虚无力运血，阴虚脉道涩滞，血行不畅终致瘀血阻络；阴损及阳，日久则致阴阳两虚；加之肺失肃降、脾失健运、肾失开合而使水液运行失常，水湿内停，泛溢肌肤浸渍脏腑而见湿浊内停之水肿。

肾气不足、阴津亏损、阴损及阳，是其基本病理。病变的部位虽与五脏有关，但主要在肺、脾、肾三脏，以肾为主。于教授根据中医"五脏之伤，穷必及肾""久病入络""久病多瘀"的理论，认为瘀血阻络贯穿本病始终，湿浊内停是病程进展中的一个阶段，当其进展至肾阳虚衰、浊毒壅盛时，则病情凶险，提示预后不良。于世家教授认为糖尿病肾病发病以虚为本，既有气阴两虚，又有阴阳两虚，同时又以湿浊、瘀血为标，日久诸病邪阻于肾络，终致正衰邪实，阴竭阳亡。

三、辨证分型治疗

糖尿病肾病是消渴日久常见的慢性并发症之一，于教授在临床辨证分型上主要将其分为气阴两虚兼血瘀证、阴阳两虚兼血瘀证、脾虚水湿内停证、浊毒壅盛证。治疗上根据不同证型的特点，采取益气养阴、活血化瘀、健脾利水、温阳补肾及阴阳双补等治法。于教授根据"久病必瘀"的思想，将活血化瘀法贯穿治疗的始终。

1. 气阴两虚兼血瘀证

本证见于平素饮食不节之人，嗜食肥甘厚味，积热内蕴，损伤脾胃而致运化失职，日久耗气伤阴，气虚则行血无力，血行艰涩而致血瘀。

[**症状**] 口渴多饮，尿频量多或小便清长，神疲乏力，五心烦热，头痛头晕，双目干涩，腰膝酸软，面足微肿。舌质暗红苔白或薄白，脉沉细。

[**治法**] 益气养阴，活血化瘀。

[**处方**] 自拟糖尿病肾病方。

[**方药组成**] 黄芪、党参、生地黄、牡丹皮、丹参、赤芍、金樱子、芡实、枸杞子、女贞子、菟丝子、山茱萸、黄精、老头草。

[**方解**] 方中重用黄芪、党参以补气行血；生地黄、牡丹皮养阴生津兼以清热凉血；配用丹参、赤芍以活血化瘀通络；金樱子、芡实益肾固精；于世家教授多不选用峻补之品以防峻补阴阳反伤阴阳，而选择"温补"之品如枸杞子、女贞子以滋阴补肾；《景岳全书·新方八略引》中说"善补阳者必于阴中求阳……善补阴者必于阳中求阴"，故特选用菟丝子、山茱萸以期"阴得阳助而泉源不竭"；而本方中点睛之"药"当属黄精，此药归为肺、脾、肾三经，正如《本草纲目》中记载"补诸虚……填精髓"，《本草便读》云："此药味甘如饴，性平质润，为补养脾阴之正品。"中医学认为人体中的蛋白质即为身体的精微物质，来源于饮食水谷。如《素问·经脉别论》篇所说："饮入于胃，游溢精气，上输于脾；脾气散精，上归于肺；通调水道，下输膀胱。水精四布，五经并行。"所以人体精微的丧失与脾肾功能的失调有关。脾肾气虚是基本病机，同时湿浊、瘀血等因素又加重了精微的丧失。故治疗上应温肾健脾、益气化瘀、利湿泄浊。对蛋白尿的治疗，加用老头草以补肾固涩。

[随证加减] 于教授在临证中发现，很多糖尿病肾病患者合并高血压病，患者表现为头晕，临床辨病归属于中医学"眩晕"范畴，糖尿病肾病患者的头晕按中医辨证属于本虚标实证。本虚为肾精不足，即肾阴肾阳亏虚，以肾阴虚为主；标实为湿浊、瘀血之邪交结内蕴。病久阴虚阳亢，夹浊、夹瘀上犯清窍为其病机。于教授在治疗上以滋养肝肾、潜阳、化湿、活血为法。此方药常可使患者病情得到明显缓解，并可逆转或延缓其进入临床糖尿病肾病期。

2. 阴阳两虚兼血瘀证

本证见于消渴病日久，气阴两虚，阴损及阳，而致阴阳俱虚。阴虚脉道涩滞，阳虚无力行血而见瘀血阻滞之证。

[症状] 神疲乏力，面色苍白，脘腹胀闷，纳呆，畏寒肢冷，腰膝酸软，尿少。舌紫暗或胖大，苔白，脉沉细涩。

[治法] 阴阳双补，活血化瘀。

[处方] 自拟糖尿病肾病方加淫羊藿、巴戟天。

[方药组成] 黄芪、党参、丹参、赤芍、金樱子、芡实、枸杞子、女贞子、菟丝子、山茱萸、淫羊藿、巴戟天、黄精、老头草。

[方解] 方中重用黄芪，其味甘，性微温，其常用剂量常在50g以上，可补气以助行血；有研究显示黄芪可降低糖尿病患者全血黏稠度，可通过改善红细胞变形能力、抑制血小板激活与聚集，以改善肾功能，从而延缓肾小球硬化的进程。黄精，常用量在40~50g，归肺、脾、肾三脏，性平，味甘，为补气养阴之佳品，可健脾、润肺、益肾，《本草纲目》云其"补诸虚……填精髓"，同时还有镇静安神之效。丹参、赤芍为活血化

瘀之品，能通行血脉。现代药理研究丹参的主要化学成分为丹参酮，能够扩张冠脉、改善微循环。枸杞子、女贞子等滋补肝肾之阴，为平补之品，用以滋阴补肾。《景岳全书·新方八略引》中说"善补阳者必于阴中求阳……善补阴者必于阳中求阴"，故特选用菟丝子、山茱萸、巴戟天、淫羊藿以期"阴得阳助而泉源不竭"。于教授强调，对于阴阳两虚之糖尿病肾病的治疗，不可选用附子、肉桂等峻补之品，以防"峻补阴阳反伤阴阳"，常用以平补肝肾之枸杞子、女贞子、墨旱莲以滋补肾阴、益精养血，淫羊藿、巴戟天以温肾助阳。

3. 脾虚水湿内停证

本证型多见于糖尿病肾病日久，肺、脾、肾三脏亏虚，以致水液代谢失常，泛溢于肌肤，或内停于体内所致。

[**症状**] 困倦乏力，少气懒言，脘腹胀满，纳少，眼睑或下肢浮肿，甚则周身高度浮肿，腰以下为甚，畏寒肢冷，腰膝酸软，尿少，寝食不安。舌淡胖，或边有齿痕，苔白滑或腻，脉沉细。

[**治法**] 益气健脾，利水消肿。

[**处方**] 自拟利水方加减。

[**方药组成**] 黄芪、泽泻、猪苓、茯苓、大腹皮、益母草、车前子。

[**方解**] 于教授认为糖尿病肾病之水肿辨证多属阴水，故益气健脾之品在利水方中必不可缺，黄芪是其必用之药，且用量在50~100g，重用旨在补气健脾，使脾气得生，水湿得运，补气行水而达利水消肿之功，对于脾虚水停者用之有标本兼顾之效。现代药理研究表明，黄芪有显著的利尿作用，大量用药

后可使尿量增加，且黄芪还对肾小球基底膜的电荷屏障和机械屏障具有保护作用，可减轻肾小球通透性，对肾性蛋白尿有减轻和消除的作用，同时还具有增强机体免疫功能、促进机体代谢与扩血管等作用。于教授善用淡渗利湿之品治疗水肿，从不妄用峻猛攻下之品，以免伐伤正气。于教授常用泽泻，其味甘、淡，性微寒，归肾、膀胱经，可利水渗湿，泄肾经之火邪。现代药理研究其可利尿，增加尿量的同时还可增加尿素与氯化物的排泄，具有降压、降血糖等功效。猪苓味甘、淡，性平，归肾、膀胱经，善"利水道"。车前子味甘，性寒，利水通淋，与泽泻、猪苓同为治疗水肿之要药。因"肥人多痰湿"，糖尿病患者又大多形体肥胖，故常用泽泻、猪苓等淡渗利湿之品。大腹皮为槟榔的果皮，有理气宽中、利水消肿之功。茯苓健脾利湿。于教授认为此证患者不可妄用峻猛攻下逐水之品，以免进一步伐伤正气。益母草专入血分，不仅活血，还可行血中之水而兼有利水的作用。药理研究证明，益母草等活血化瘀药物具有改善血液黏稠度、抑制血小板聚集、防止血栓形成、改善肾脏微循环的功效。对待此型患者，于教授强调"中病即止"，即水肿消退后即可停用此方。

[随证加减] 于教授临证中，若患者腹胀明显可配伍枳壳、莱菔子以通腑、行气、除胀。同时于教授对于已有肾功能损伤，血肌酐水平升高者，尤其强调遣方用药，应注意回避对肾功能有损伤药物，用药之前，衡量利弊，以此为要。

4. 浊毒壅盛证

此期属糖尿病肾病终末期，患者往往面色无华甚者黧黑，小便短少或点滴不尽浊如脂膏，肢体浮肿，四肢厥冷，甚则心悸胸闷，喘促难卧，呕恶纳呆，周身瘙痒，头晕头痛，面部烘热，腰膝酸软，舌体胖大，苔白腻或黄腻，脉沉细无力。该期证候属于中医学"关格"范畴。于教授指出，此期辨证用药时要尤其关注电解质紊乱及肾功能进展的情况。可选用中药结肠透析，方用降氮煎剂（辽宁中医药大学附属医院院内制剂）150mL，每日1次，必要时可每日2次保留灌肠以降低尿素氮水平。具备透析指征者应及早透析治疗，多数患者预后不良。

四、治疗心得

（一）中医治疗心得

于世家教授在临床治疗糖尿病肾病过程中结合西医学，提出了糖尿病肾病治疗的一体化原则，即治疗中严格控制血糖、血压，纠正脂代谢，逆转胰岛素抵抗，减少蛋白尿，保护肾功能和积极治疗并发症等。同时，将辨病与辨证相统一，中医与西医相结合，分期与分型相结合，尤其强调肾病早期阶段是中药治疗的最佳切入时期。

1. 糖尿病早期肾病

[**症状**] 口渴而不甚欲饮，神疲乏力，心悸胸闷，腰膝酸软，手足麻木；或无特异性症状，仅有尿微量白蛋白升高。舌质暗或有瘀点、瘀斑，苔白，脉沉细涩。

[**治法**] 益气养阴，活血化瘀。

[**处方**] 糖肾1号方加减。

[**方药组成**] 黄芪50g，党参20g，黄精20g，枸杞子15g，菟丝子15g，金樱子20g，山茱萸15g，丹参20g，赤芍15g，鸡血藤25g，老头草30g，红花15g。

[方解] 气为血之帅，气行则血行，于教授以大剂量黄芪补气以助行血。用赤芍凉血以活血，《本草纲目拾遗》云鸡血藤："其藤最活血，暖腰膝，已风瘫。"故于教授用鸡血藤活血舒筋。丹参，性微寒，味苦，归心经，能通行血脉、祛瘀止痛。《本草正义》谓丹参："专入血分，其功在于活血行血，内之达脏腑而化瘀滞……外之利关节而通脉络。"故于教授以丹参为活血之要药。糖尿病患者长期处于高糖利尿状态，血液浓缩，血流缓慢，瘀滞而成瘀血，因而于教授认为治疗早期糖尿病肾病的过程中要加强活血化瘀治疗。即使患者所表现的血瘀症状不太明显，在辨证组方中也常配伍活血化瘀药，如桃仁、红花、川芎、丹参、赤芍等。

2. 糖尿病合并临床肾病

糖尿病早期肾病未得到控制，病情逐渐加重，出现临床蛋白尿，而进入临床肾病期。

[症状] 神疲乏力，面色苍白，脘腹胀闷，纳呆，畏寒肢冷，腰膝酸软，尿少；或患者并无明显临床症状，进而表现为临床蛋白尿。舌紫暗或胖大，苔白，脉沉细涩。

[治法] 补肾温阳，活血化瘀。

[处方] 糖肾 2 号方加减。

[方药组成] 党参 30g，北沙参 15g，丹参 15g，黄芪 50g，玉竹 15g，巴戟天 15g，知母 15g，狗脊 15g，枸杞子 15g，玄参 15g，熟地黄 20g，黄精 50g，女贞子 15g，淫羊藿 15g，金樱子 30g，老头草 30g，丹参 30g，红花 15g。

[方解] 方中重用黄芪、党参以补气行血；配用丹参以活血化瘀通络；知母、沙参、熟地黄、玉竹滋阴生津；枸杞子、

女贞子滋阴补肾；狗脊补肝肾，强腰膝；巴戟天、淫羊藿补阳益阴，阳中求阴，增加补阴的力度。于教授临证中见血瘀甚者，加赤芍；湿阻者，加茯苓、猪苓。此方常可使病情得到明显缓解，并可逆转或延缓进入临床糖尿病肾病期。中药治疗可明显改善患者自觉症状，降低蛋白尿，改善血压，这也显示出中药治疗本病的潜在优势。

3. 糖尿病肾病水肿

水肿是糖尿病肾病患者较常出现的临床症状。于教授认为本病与肺、脾、肾三脏功能失调有关，治疗重在益气以利水消肿。

[症状] 双下肢及眼睑浮肿，按之凹陷，甚则一身悉肿。舌质淡胖、有齿痕，脉沉细无力。

[治法] 益气健脾，利水消肿。

[处方] 利水方加减。

[方药组成] 黄芪 50g，大腹皮 30g，泽泻 30g，车前子 30g，益母草 30g，猪苓 30g，茯苓 30g。

[方解] 黄芪，性微温，味甘，归脾、肺经，有补气升阳、益卫固表、托毒生肌、利水消肿等功效。方中大剂量的应用黄芪，既能补脾益肺以运化水湿，又能通利水道而利尿消肿，还能大补元气以行血祛瘀，补气升阳而精微自固，因而为君。大腹皮，系槟榔的果皮，方中取其下气宽中、行水消胀之用，"以皮治皮"有取类比象之义，故而为臣。《本经逢原》中记载大腹皮："水气浮肿，脚气壅逆者宜之。"大腹皮用于治疗四肢水肿时用量可以加大，而用于腹水的治疗时则应减少用量。泽泻，味淡、微苦，性寒，归肾、膀胱经，能利水渗

湿、泄热，主治水肿、小便不利、热淋、泄泻、痰饮、眩晕等。猪苓、茯苓利水渗湿以健脾。车前子，具有利水通淋、清肝明目的功效，可治疗小便不利、水肿等症，其与车前子同为佐药。益母草可散瘀通络，化血中之水，同时直达膀胱之位，消症通淋之力尤胜，其能清湿热、散瘀结、利气机而通水道，使瘀去而水肿自消，故为使药。

[随证加减] 于教授在临证中见颜面浮肿重者，加桑白皮15g；腹水重者，加阿胶 30g，滑石 15g；有胸水者，加葶苈子10g；兼有腹胀、纳呆者，加槟片 15g，枳实 15g，莱菔子 15g；兼有肝郁气滞，症见两胁胀痛、常太息、脉弦者，加柴胡10g，枳壳 10g，赤芍 12g；兼见头眩目晕、肢体麻木、面赤者，加用天麻 30g，钩藤 30g；兼血虚，面色苍白、口唇淡白无华者，加当归、枸杞子、熟地黄各 10g；兼痰湿中阻，恶心呕吐、苔厚腻者，加陈皮、半夏、竹茹各 10g；兼皮肤瘙痒者，加地肤子 15g；兼大便干燥者，加肉苁蓉 40g，火麻仁30g；兼失眠者，加丹参 20g，黄精 40g，夜交藤 30g，珍珠母 50g。

（二）西医治疗心得

于教授认为中医与西医之间不应有门户之见，只有取长补短，互相结合，才能在疾病的诊断和治疗过程中取得更好的效果。于教授在运用传统中医理论辨证施治的同时，注重西医基础治疗，在临床中取得良好疗效。

1. 控制血糖

糖尿病肾病早期的治疗关键是积极控制血糖，糖化血红蛋白应控制在 6.5% 以下。许多研究表明，严格控制血糖能明显降低糖尿病微血管病变的发生率。

2. 控制血压，保护肾脏

血管紧张素转化酶抑制剂（ACEI）、血管紧张素受体拮抗剂（ARB）在降低血压的同时可延缓肾小球硬化及纤维化的发展，现已成为世界上公认的治疗尿白蛋白的首选药物。于教授强调糖尿病肾病必须重视血压控制，尤其当出现蛋白尿时，患者的血压控制相较于血糖控制，显得更为重要。对于糖尿病肾病的患者，于教授要求其将血压控制在 130/80mmHg 以内，当 24 小时尿蛋白定量大于 1g 时要求其血压控制在 125/75mmHg 以内，以避免高血压造成肾脏损害。同时于教授指出，用药之前应检查患者肾动脉情况，对于肾动脉狭窄患者禁用此类药物。对于已有肌酐水平升高的患者，运用此类药物需注意监测肾功能及血钾水平，从而指导用药。

3. 调脂治疗

于教授认为对于糖尿病肾病合并血脂异常的患者，调脂治疗是非常重要的。有研究证实，他汀类药物可抑制多种生长因子刺激导致的系膜细胞增生和炎症反应，具有直接保护肾脏的作用。

4. 优质低蛋白饮食

于教授指出，对于进入临床蛋白尿阶段的患者，控制蛋白摄入亦能减少尿白蛋白的排泄，减慢肾功能恶化的过程。一般要求这部分患者摄入 0.6~0.8g/kg/d，优质蛋白占其中的 60% 以上。通过调整患者日常饮食，能够起到减轻蛋白尿、延缓肾损害进展的作用。

5. 重视用药的安全性

于世家教授常告诫我们，长期应用中药要考虑到患者是否会出现肝功能、肾功能损伤问题，同时要考虑有利尿作用的中药会否出现电解质紊乱，所以要随时监测患者的肝肾功能和电解质变化。

五、验案举隅

案一

赵某，女，73 岁。

主诉：口渴多饮 11 年，加重伴下肢浮肿。

刻下症：口渴乏力，颜面及双下肢浮肿，视物模糊不清，下肢自觉发麻、发凉，畏寒肢冷，纳差，大便正常，小便减少，夜寐欠佳。

查体：血压 180/90mmHg，双下肢指压痕（++），双足背动脉搏动减弱。舌质暗，舌苔白腻，脉沉细。

理化检查：空腹血糖 13.7mmol/L；双下肢动脉超声检查示符合双下肢动脉硬化闭塞改变；神经传导速度检查示周围神经源性损害。肾功能检查：Cr 73μmol/L，尿蛋白（+）。血脂检查：TG 5.6mmol/L，CHOL 6.5mmol/L，LDL-C 3.56mmol/L。

中医诊断：消渴病（脾肾阳虚兼血瘀）

　　　　　水肿（阳虚水泛）

西医诊断：2 型糖尿病

　　　　　糖尿病下肢动脉硬化闭塞症

　　　　　糖尿病周围神经病变

　　　　　糖尿病肾病（Ⅳ期）

高血压病 3 级（极高危）

血脂异常症

治法：利水消肿。

处方：自拟利水方。

方药组成：

> 黄芪 50g，大腹皮 30g，泽泻 30g，车前子
> 30g，益母草 30g，猪苓 30g，茯苓 30g。
>
> 每日 1 剂，水煎服。

西药给予降压、降糖、调脂、营养神经、抗血小板聚集药等治疗。

服用利水方 3 剂后，患者的水肿明显改善。考虑患者水肿的起因为阳气虚衰，如不行温阳则水肿易复发，遂二诊加用淫羊藿 15g，巴戟天 15g，以温肾助阳、巩固疗效。

三诊时患者水肿以基本消失，自诉睡眠不好，于教授主张"中病即止"，考虑利水方导致患者尿量增多，影响睡眠，故停利水方口服，以平肝潜阳、镇静安神之方药口服，具体处方如下：

黄精 40g，酸枣仁 30g，夜交藤 30g，珍珠母 50g，

丹参 20g，生地黄 30g，五味子 30g，天麻 30g，

钩藤 30g。

每日 1 剂，水煎服。

出院时，患者颜面及眼睑浮肿消失，双下肢水肿未见复发。患者住院期间多次进行电解质检测，未出现高钾血症，同时睡眠质量得到明显好转，显示出中医因人制宜且临证时灵活加减用药的优势。

按语： 本案患者水肿严重，当先治水肿，充分体现了中医急则治标的原则，故采用利水方消除水肿，迅速有效。方中用

药在利水的同时，兼顾了活血、补气等。值得一提的是在治疗失眠的时候，于教授应用大剂量黄精，乃因现代药理研究显示黄精能通过影响头颈部血管神经，起到镇静、催眠的作用。

案二

王某，女，68岁。

主诉： 口渴多饮22年，加重半个月。

现病史： 患者糖尿病病史22年，曾口服降糖药控制血糖，5年前因血糖控制欠佳，开始接受胰岛素治疗，现应用诺和锐30，早16U晚12U，餐时皮下注射以控制血糖，空腹血糖控制在8~10mmol/L，餐后2小时血糖控制在17~20mmol/L。半个月前无明显诱因出现上述症状加重，为求中医治疗来诊。

刻下症： 口渴多饮，神疲乏力，时有胸闷、气短，四肢末端麻木、疼痛，夜寐差，二便正常。

既往史： 高血压病史10余年，血压最高达180/100mmHg，现应用硝苯地平片10mg，每日2次口服，以控制血压，平素血压波动较大。

查体： 脉搏90次/分，血压170/80mmHg，腰围87cm，BMI 25.39kg/m^2。舌质暗，苔白，脉细涩。

理化检查： 空腹血糖10.5mmol/L，餐后2小时血糖21.2mmol/L，HbA$_1$c 10.1%，TG 1.97mmol/L，CHOL 6.54mmol/L，LDL-C 4.32mmol/L。尿常规示尿蛋白（+++）。双下肢动脉彩超示双下肢动脉硬化改变。ECG示Ⅱ、Ⅲ、aVF导联T波倒置。

中医诊断： 消渴病（气阴两虚兼血瘀）

西医诊断： 2型糖尿病

糖尿病肾病（Ⅳ期）

糖尿病下肢动脉硬化症

血脂异常症

冠状动脉粥样硬化性心脏病（隐匿型）

高血压病 3 级（很高危）

治法：益气养阴，活血化瘀，兼以固涩。

处方：

黄芪 50g，党参 20g，黄精 20g，枸杞子 15g，

菟丝子 15g，金樱子 20g，山茱萸 15g，丹参 20g，

赤芍 15g，鸡血藤 25g，夜交藤 20g，珍珠母 50g，

老头草 30g。

每日 1 剂，水煎服。

诺和锐 50，早 18U 晚 14U，每日 2 次，餐时皮下注射，盐酸二甲双胍片 500mg 日 3 次口服以控制血糖；厄贝沙坦氢氯噻嗪片 162.5mg，每日 1 次，口服以控制血压；阿司匹林肠溶片 0.1g，每日 1 次，口服以抗血小板凝聚；阿托伐他汀钙片 20mg，每日 1 次，口服以调脂。

患者出院后，查空腹血糖 6~7mmol/L，餐后血糖 8mmol/L；血压控制在 120~130/70~80mmHg。中药连服 3 个月后，复查尿蛋白（-）。

按语： 本症属消渴病日久耗气伤阴，气虚则行血无力，阴虚则血行艰涩，而致气阴两虚兼血瘀之证。于教授针对本病基本病机，治以益气养阴、活血化瘀并兼以固涩之法。方中重用黄芪、党参以补气行血；丹参、赤芍、鸡血藤以活血化瘀通络；金樱子、芡实益肾固精；枸杞子、女贞子以滋阴补肾；菟丝子、山茱萸以期"阴得阳升而泉源不竭"；黄精补养脾阴；因患者夜寐欠佳，用以珍珠母、夜交藤以镇静安神；老头草补肾固涩。患者用药后尿蛋白呈阴性，临床疗效确切。

第四节 糖尿病肠病

糖尿病肠病是糖尿病常见慢性并发症之一，多见于病程较长且血糖控制不佳的患者，主要临床表现为间歇性泄泻或泄泻与便秘交替出现，大便可呈糊状、水样、或先干后稀，尤以餐后、黎明前或半夜多见，严重时泄泻可达每日数次至十数次，甚至大便失禁，并伴有倦怠、乏力、腹胀等症，而西医便常规、结肠镜等检查未见异常。

糖尿病肠病属中医学"消渴"并"泄泻"范畴。西医学认为，糖尿病泄泻的发生多与自主神经病变有关。于教授认为消渴日久，阴损及阳，致使肾阳不能温煦脾阳，而脾主升清、运化，脾阳不足，升降失常，清阳不升反降，津液趋下，注入大肠而发泄泻。正如《景岳全书·泄泻》所言："肾为胃关，开窍于二阴，所以二便之开闭，皆肾脏之所主。今肾中阳气不足，则命门火衰……阴气盛极之时，即令人洞泄不止也。"于教授认为"脾肾阳虚，脾胃虚弱，清阳下陷"是本病之病机关键。因此，于世家教授指出糖尿病肠病的治疗重在温肾健脾、化湿止泻，兼用涩肠之品，从而达到标本兼顾之目的。

一、病因认识

于教授认为消渴日久，损伤脾胃，加之进食生冷油腻，或情志不畅，或寒邪外袭等，重伤于脾，以致脾气虚弱，运化失司，发为泄泻；或脾肾阳虚气弱，腐熟无力，则清阳不升，混浊而下，以致泄泻。

1. 饮食所伤

误食馊腐不洁之物，使脾胃受伤；或饮食过量，停滞不化；或恣食肥甘辛辣，致湿热内蕴；或恣啖生冷，寒气伤中；均能化生寒、湿、热、食滞之邪，使脾运失职，升降失调，清浊不分，发生泄泻。

2. 情志不调

若郁怒或精神紧张，肝气郁结，肝郁横逆犯脾，或忧思伤脾，土虚木乘，均可使脾失健运，气机升降失常，清浊不分而为泄泻。陈无择《三因极一病证方论·泄泻叙论》提出"喜则散，怒则激，忧则聚，惊则动，脏气隔绝，精神夺散，以致溏泄"，故情志失调可以引起泄泻。

3. 久病体虚

久病或素体脾虚，不能受纳运化水谷，易致本病。久病伤肾，脾失温煦，运化失职，水谷不化，湿滞内生，引发泄泻。《圣济总录·消渴门》云："消渴饮水过度，内溃脾土，土不制水，故胃胀则为腹满之疾也。"《素问·脏气法时论》曰："脾病者……虚则腹满肠鸣，飧泄，食不化。"《素问·阴阳应象大论》云："清气在下，则生飧泄……湿胜则濡泄。"《杂病源流犀烛·泄泻源流》云："湿盛则飧泄，乃独由于湿耳。"

4. 禀赋不足

由于先天不足，禀赋虚弱，或素体脾胃虚弱，受纳运化失职，易致泄泻。于教授认为本病病位在肠，脾肾阳虚是发病的关键，或脾胃气虚，或因肝气乘脾，或命门火衰，脾肾阳虚，熟腐无权，运纳不健，肠腑传导失常均可引发泄泻。

二、病机认识

在中医学理论中，由于糖尿病患者饮食不节，过食肥甘致损伤脾胃；或治疗不当，过用寒凉或滋腻药物损伤脾胃；或久病缠绵，思虑过度均能导致脾胃虚损，以至脾气受伤，中焦失和，升降失常，清阳不升，反而下降，津液趋下，渗入膀胱小溲频，注入大肠而泄泻。正如《景岳全书·泄泻》所言："泄泻之本，无不由于脾胃。"可见，泄泻虽病发于肠，实属脾胃功能紊乱所为。《素问·评热病论》曰："邪之所凑，其气必虚。""消渴"并发"泄泻"的发生与患者的体质和病程的新久有着密切的关系。消渴日久，正气渐伤，气阴两虚，阴损及阳；或素体脾虚，清阳不升，皆可致脾胃虚弱，清阳下陷而不升。《类证治裁·三消论治》指出"小水不臭反甜者，以脾气下脱症最重"，《素问·阴阳应象大论》曰："清气在下，则生飧泄。"这明确指出糖尿病肠病的病机是以脾胃受损、清阳下陷为主。消渴不愈，正气不足，脾胃虚弱，受纳健运失司，清气不升而下脱，津液注入大肠而泄泻。脾阳虚日久，伤及肾阳，而致脾肾阳虚，如《景岳全书·泄泻》云："肾为胃关，开窍于二阴，所以二便之开闭，皆肾脏之所主，今肾中阳气不足，则命门火衰……阴气盛极之时，即令人洞泄不止也。"

于教授认为本病由消渴而来，消渴日久，耗伤脾阴，阴损及阳，脾气亦虚，病情进一步发展，则脾阳损及肾阳，脾肾阳虚，命门火衰，不能助脾胃腐熟水谷，运化精微，形成所谓"五更泄"，这正与糖尿病肠病昼轻夜重的特点相符。于教授认为本病病位在肠，与脾胃、肝、肾等脏腑关系密切；病理因素主要为湿；属虚实夹杂之证，以阳虚、气虚为主，主要责之于脾、肾两脏；治疗上予温补脾肾、固本止泻之法治。

三、辨证分型治疗

由于西医对其发病机制的研究尚无明确结论，故至今仍缺乏特异的治疗措施。而中医辨治糖尿病肠病手段丰富且疗效确切。于教授认为本病与感受外邪、饮食不节所致的泄泻有所不同，其病始于消渴日久失治或屡治效鲜者。于教授临床经验丰富并结合中医脏腑辨证，将本病分为以下证型。

1. 脾胃虚弱证

消渴日久，正气渐损，脾胃虚弱，或先天禀赋不足，素体脾胃虚弱，受纳健运失司，运化水湿能力下降，则出现泄泻症状。

[**症状**] 大便时溏时泄，水谷不化，稍进油腻之物，则大便次数增多，饮食减少，脘腹胀闷不舒，面色萎黄，肢倦乏力。舌淡苔白，脉细弱。

[**证机概要**] 脾胃虚弱，清浊不分。

[**治法**] 补气健脾，渗湿止泻。

[**处方**] 参苓白术散加减。

[**方药组成**] 太子参、白术、茯苓、山药、熟薏苡仁、莲子肉、芡实、白扁豆、木香、石榴皮。

[**随证加减**] 于教授临床辨证时，若见脾阳虚衰、阴寒内盛者，可用理中丸以温中散寒；若久泄不止、中气下陷，或兼有脱肛者，可用补中益气汤以益气健脾、升阳止泄。

2. 脾虚湿滞证

气虚日久，影响脾之温煦功能，脾阳不足，则无以温运水湿，水液凝聚，聚湿为痰，痰湿困脾故发为本证。

[**症状**] 腹胀泄泻，大便黏滞，便后不爽，遇寒加重，伴身重无力、肢冷、面色萎黄、乏力气短、口中黏腻等症。舌淡或有齿痕，苔薄白，脉濡细。

[**证机概要**] 脾阳不足，温煦失职。

[**治法**] 健脾温阳，化湿止泻。

[**处方**] 七味白术散加减。

[**方药组成**] 党参、白术、茯苓、甘草、藿香、木香、葛根。

[**随证加减**] 于教授临床见脾胃阳虚、阴寒偏胜者，加干姜、山茱萸等温阳祛湿。若见湿郁化热，伴口苦、舌干、肛门灼热者，可选升阳益胃汤，以补气健脾、清热除湿。该方中以黄芪为主药，取其益气健脾之功；芍药疏肝利胆、养阴和营，六君子汤益气健脾燥湿，柴胡、羌活、独活、防风升举清阳、祛风除湿，黄连少量以清胃热，即不伤胃，又燥脾胃之湿。《医学正传》云："治湿不利小便，非其治也。"故于教授常酌加车前子、泽泻等分利之品，使湿从小便而去，水谷分利，则泄泻自止。

3. 肝气乘脾证

本症由于肝气郁结，疏泄太过，木旺克土，脾土受伐；或肝阴不足，肝阳有余，克犯脾土，而致升降之机失调而致。

[**症状**] 泄泻屡发，或泻下与便秘交互发作，常兼腹痛肠鸣、脘腹胀闷、嗳气食少、急躁易怒等症，且随情绪变化而加

重。舌红苔薄，脉弦或弦缓。

[**证机概要**] 肝气不舒，横逆犯脾，脾失健运。

[**治法**] 扶土抑木，调和肝脾。

[**处方**] 痛泻要方加味。

[**方药组成**] 白术、白芍、陈皮、防风、柴胡、甘草。

[**随证加减**] 于教授临证若见胸胁脘腹胀满、疼痛，伴嗳气者，可加木香、郁金、香附疏肝理气止痛；若兼神疲乏力、纳呆、脾虚甚者，加党参、茯苓、扁豆、鸡内金等益气健脾开胃；若久泻反复发作可加乌梅、焦山楂酸甘敛肝，收涩止泻。

4. 脾肾阳虚证

消渴之病，病本于肾，其患者多为年老肾虚之人，或泄泻日久，脾阳不振，日久脾病及肾，命门火衰。肾阳不足，不能助脾胃运化水湿、腐熟水谷，则清浊不分，水入肠间而发泄泻。

[**症状**] 多在黎明之前脐腹作痛，肠鸣即泻，大便溏泄或完谷不化，腹部喜暖，泻后则安，形寒肢冷，食欲减退，腰膝酸软，精神不振。舌淡苔白，脉细无力。

[**证机概要**] 命门火衰，脾失温煦。

[**治法**] 温补脾肾，涩肠止泻。

[**处方**] 糖尿病肠病方。

[**方药组成**] 黄芪、白术、薏苡仁、苍术、诃子、补骨脂、淫羊藿、肉豆蔻、茯苓、车前子。

[**方解**] 方中黄芪、白术可益气健脾；补骨脂、淫羊藿等为温和之剂，使补阳同时又不伤及阴津；薏苡仁、苍术健脾化湿；茯苓健脾渗湿；车前子"利小便以实大便"；肉豆蔻、诃子等涩肠之品以起到急则治其标的作用。

[**随证加减**] 于教授在临证中对兼有肢体麻、凉、疼痛且舌质紫暗的患者，多加用赤芍、丹参、鸡血藤等化瘀通络之品。若患者腹泻频繁，阴液大量丢失，出现口舌干燥等症，可加用五味子、麦冬等养阴之品以滋养阴津。

四、治疗心得

于教授指出："糖尿病肠病的治疗重在温肾健脾、化湿止泻，兼用涩肠之品，以达到标本兼顾。"故在临床中常用黄芪、白术以益气健脾，善用补骨脂、淫羊藿等温和补阳之品补益肾阳，而不用肉桂、附子等峻补之品。于教授认为，对于脾肾阳虚而无伤阴津者可用肉桂、附子等峻补之品，但久泻之人必兼有伤阴，刚燥之剂虽温阳作用强，但恐有伤阴之虑，而补骨脂、淫羊藿等为温和之剂，补阳同时又不伤及阴津。于教授在温肾健脾同时又用薏苡仁、苍术、砂仁等健脾化湿之品起到"标本兼治"的作用，如张志聪在《侣山堂类辩·消渴论》曰："有脾不能为胃行其津液，肺不能通调水道，而为消渴者，人但知以凉润之药治渴，不知脾喜燥……以燥脾之药治之，水液上升即不渴矣。"辅以莲子、肉豆蔻等涩肠之品以起到"急则治其标"的作用，但同时于教授又指出应用涩肠药物时应泻停即止，防止过度应用导致便秘。另佐以五味子、麦冬等养阴之品以滋养阴津。现代药理研究认为，黄芪、白术、薏苡仁、苍术等药物不但具有健脾益气、燥湿止泻之功，且有降低血糖的作用。

于教授在临床治疗中体验到，糖尿病肠病多发生于糖尿病病史较长且血糖控制不佳的患者，并结合西医学认为糖尿病肠病与自主神经病变有关，指出糖尿病肠病患者"久病入络"，与血瘀相关。故其在辨证时见兼有肢体麻、凉、疼痛且舌质紫暗的患者，多加用赤芍、丹参、鸡血藤等化瘀通络之品，但对于桃仁、当归等有润肠作用的活血化瘀药物则不用，往往可取得佳效。如《素问·四气调神大论》所说："圣人不治已病治未病，不治已乱治未乱……夫病已成而后药之，乱已成而后治之，譬犹渴而穿井，斗而铸锥，不亦晚乎。"于教授非常注重糖尿病肠病的预防，每每叮嘱糖尿病肠病已愈患者要规律用药，加强控制血糖，生活规律，调节情志，以防止本病的复发。

五、验案举隅

钟某，男，51岁。

初诊日期：2017年11月26日。

主诉：泄泻反复发作半个月。

现病史：患者37年前诊断为"1型糖尿病"，后一直接受胰岛素治疗，血糖控制尚可。近半个月无明显诱因出现泄泻反复发作，严重时每日十余次，呈水样便，甚至于诊病时即便于裤内，痛苦至极。

刻下症：口渴多饮，泄泻，水样便，每日可达十余次，神疲乏力，四肢麻木、疼痛，小便量少，夜寐欠佳。

既往史：否认高血压病、冠心病、脑梗死等病史。

查体：舌暗红，苔薄白，脉沉细无力。

理化检查：便常规、结肠镜检查均未见异常；排尿前后膀胱彩超对比示膀胱内少许尿残留。

中医诊断：消渴（阴阳两虚兼血瘀）

　　　　　　　泄泻（脾肾阳虚）

西医诊断：1 型糖尿病

　　　　　糖尿病肠病

　　　　　糖尿病神经源性膀胱

治法：温肾健脾，燥湿止泻。

处方：

　　　　黄芪 30g，白术 25g，补骨脂 20g，薏苡仁 25g，

　　　　苍术 20g，砂仁 10g，肉豆蔻 15g，诃子 10g，

　　　　五味子 10g。

　　　　每日 1 剂，水煎服。3 剂。

　　服药后，排便次减少至每日 3~5 次，仍留有乏力、四肢麻、凉、疼痛等症，舌暗红，苔薄白，脉沉细。调整原方如下：

　　黄芪 30g，白术 25g，补骨脂 20g，薏苡仁 25g，

　　苍术 20g，砂仁 10g，赤芍 15g，鸡血藤 20g。

　　每日 1 剂，水煎服 14 剂。

　　服药后患者泄泻症状消失，四肢麻、凉、疼痛缓解，舌暗红，苔薄自，脉弦细。出院时嘱其控制血糖，注意饮食。后该患者于门诊随访 1 年，泄泻未再复发。

第五节　糖尿病合并高血压

　　糖尿病合并高血压在临床上十分常见，其对心血管的危害也明显增多。流行病学研究资料显示：高血压可使糖尿病患者的心血管风险提高近 2 倍，糖尿病也可使高血压病患者的心血管风险增加 2 倍，二者并存的心血管损害的净效应是普通人群

的 4~8 倍。因此，积极对糖尿病和高血压进行干预有十分重要的意义，可有效预防糖尿病大血管病变和微血管并发症以及心血管事件发生，降低致死、致残率，提高患者生存质量，延长患者寿命。

我国古代文献中虽然没有糖尿病的病名，但是却有"消渴""脾瘅"之说。《素问·奇病论》曰："此人必数食甘美而多肥也，肥者令人内热，甘者令人中满，故其气上溢，转为消渴。"《灵枢·五变》曰"五脏皆柔弱者，善病消瘅"，说明先天禀赋不足、五脏虚弱是消渴病的重要内在因素。《千金要方》又云："饮啖无度，咀嚼鲊酱，不择酸咸，积年长夜，醹兴不解，遂使三焦猛热，五脏干燥，木石尤且焦枯，在人何不能不渴。"高血压病属于中医学"眩晕""头痛"等范畴，并与厥证、心悸、胸痹、中风等密切相关。《灵枢·口问》曰："上气不足，脑为之不满，耳为之苦鸣，头为之苦倾，目为之眩。"《素问·至真要大论》曰："诸风掉眩，皆属于肝……髓海不足，则脑转耳鸣，胫酸眩冒，目无所见。"《灵枢·二卫气》："上虚则眩。"《丹溪心法·头眩》则强调"无痰不作眩"的观点。《景岳全书·眩运》强调"眩运一证，虚者居其八九，而兼火、兼痰者，不过十中一二耳"，从而提出"无虚不作眩"的观点。糖尿病合并高血压属于中医学"消渴""头痛""眩晕"等范畴。中医学认为糖尿病合并高血压，其发生与多种因素有关。

一、病因认识

1. 情志不遂

郁怒伤肝，肝失条达，肝气郁结，气郁化火，肝阴耗伤，风阳上扰头目，发为眩晕。

2. 饮食不节

过食肥甘厚味，嗜酒无度，损伤脾胃，脾失健运，水湿内停，聚湿生痰，痰浊中阻，清阳不升，头窍失养，发为眩晕。另有痰浊上蒙清窍，而致眩晕。

3. 年老体虚

肾为先天之本，主藏精，脑为髓海。若年老久病，或素体亏虚，肾精亏虚，髓海不足，无以充盈脑髓，以致髓海空虚，发为眩晕。

4. 久病劳倦

久病体虚，脾胃虚弱，或忧思劳倦，均可导致气血两虚，气虚则清阳不升，血虚则清窍失养，而发眩晕。

5. 跌仆闪挫

跌仆坠损，头脑外伤，瘀血停留，阻滞经脉，气血不能上荣于头目，而致眩晕。

二、病机认识

糖尿病合并高血压的基本病机特点是本虚标实；本虚以阴虚为主，兼有气虚、阳虚；标实则为风阳上亢，痰瘀内阻，即痰浊、血瘀、热邪等交互为患。病位主要在肝、脾、肾，但其中与肝的关系最为密切。素体肝旺、阴虚阳亢者，易出现肝火伤阴或者肝阳上亢；或饮食失宜，过嗜醇酒厚味，胃肠结热或内生湿热痰火，可伤阴耗气；或情志抑郁，五志化火，内生郁热，可导致肝火伤阴，或引发肝阳上亢；或年老体虚，肾阴不足，或过劳耗气伤阴，致水不涵木，均可导致阴虚阳亢，年老久病则阴阳俱虚，导致虚阳浮越；或外感火热邪毒，误服或过服温热之药，耗气伤阴。本病病机主要为消渴迁延日久，阴损及阳，致气阴两虚、瘀血内阻、肝肾阴虚、阴阳俱虚，故阴虚则肝阳上亢，肝风内动；气虚则脾胃运化失健，聚湿为痰，痰湿中阻，再夹肝风而致风痰上扰；痰湿则阻滞脉道，气机不畅，血脉不利，则脉络瘀滞；阴津亏虚也必致血瘀；气阴亏虚则帅血无力，必致血行迟滞，即所谓"气虚血瘀"。糖尿病高血压临床上主要表现为口干多饮、多食、消瘦、眩晕、头痛、心烦易怒、耳鸣、失眠多梦等症。

三、辨证分型治疗

1. 肝阳上亢证

消渴病的基本病机是阴津亏耗，燥热偏盛。若消渴病日久，燥邪损伤阴津，致肝肾阴虚，则水不涵木，阴不潜阳，阴虚于下而阳亢于上。肝肾阴虚既是消渴本质，也是高血压的前提。

[**症状**] 眩晕，耳鸣，头目胀痛，口苦，失眠多梦，遇烦劳郁怒而加重，甚则仆倒，颜面潮红，急躁易怒，肢麻震颤。舌红苔黄，脉弦数。

[**证机概要**] 肝肾阴虚，肝阳上亢。

[**治法**] 补益肝肾，平肝潜阳。

[**处方**] 天麻钩藤饮为主方加减。

[**方药组成**] 天麻、钩藤、牛膝、丹参、杜仲、桑寄生、夜交藤、珍珠母、黄精。

[**方解**] 方中天麻可息风止痉、平抑肝阳、祛风通络、以息肝风；钩藤可息风止痉、清热平肝；牛膝、丹参可活血通经、养血安神、引血下行，盖尊古人"治风先治血，血行风自灭"之意；杜仲可补肝肾、强筋骨、暖下元，入肝而补肾，子令母实也；桑寄生可补肝肾、益精血、强筋骨，养血而补肾也；夜交藤可养心安神；珍珠母可平肝潜阳、安神定惊；黄精可补中益气、养心安神，因神安则寐，寐则阳得入阴，阴阳得交，以抑孤阳之偏亢。如此肝肾得补，相火得清，阴阳得以调和，则"阴平阳秘，精神乃治"。于世家教授在多年临床实践中非常重视现代药理研究，指出天麻、钩藤、丹参具有镇静、降压、抑制血小板聚集、抗血栓、改善微循环、降低血黏稠度、保护血管内皮功能的作用；杜仲、桑寄生也具有降压的作用；黄精不但具有降压作用，还有降低血脂、改善动脉粥样硬化、抗氧化、降低血糖的作用；珍珠母、夜交藤具有镇静、催眠、降脂、降压、利尿的作用。于世家教授特别指出黄精、珍珠母必须重用，才能充分发挥其安神之功效，同时还强调血压在 160/100mmHg 以下者，可单用中药治疗。

2. 痰湿中阻证

[**症状**] 眩晕，头重昏蒙，或视物旋转，胸闷恶心，呕吐痰涎，食少多寐。舌苔白腻，脉濡滑。

[**证机概要**] 痰浊中阻，上蒙清窍，清阳不升。

[**治法**] 化痰祛湿，健脾和胃。

[**处方**] 半夏白术天麻汤为主方加减。

[**方药组成**] 半夏、天麻、白术、茯苓、陈皮、甘草、生姜、大枣。

［**方解**］方中半夏燥湿化痰、降逆止呕，天麻平肝息风、止眩晕，两者配伍为治疗风痰眩晕、头痛之要药。李东垣《脾胃论》云："足太阴痰厥头痛，非半夏不能疗；眼黑头旋，虚风内作，非天麻不能除。"白术、茯苓健脾祛湿，以治生痰之源。陈皮理气化痰，使气顺则痰消。生姜、大枣调和脾胃。甘草和中调药。诸药配伍，风痰并治，标本兼顾，共奏化痰息风、健脾祛湿之效。

3. 瘀血阻窍证

［**症状**］眩晕，头痛，兼见健忘、失眠、心悸、精神不振、耳鸣耳聋、面唇紫暗等症状。舌暗有瘀斑、瘀点，苔薄白，脉涩或细涩。

［**证机概要**］瘀血阻络，气血不畅，脑失所养。

［**治法**］祛瘀生新，活血通窍。

［**处方**］通窍活血汤为主方加减。

［**方药组成**］川芎、赤芍、桃仁、红花、白芷、石菖蒲、老葱、当归、地龙、全蝎。

［**方解**］本方活血化瘀，通窍止痛。用川芎、赤芍、桃仁、红花活血化瘀，通窍止痛；白芷、石菖蒲、老葱通窍理气，温经止痛；当归养血活血；地龙、全蝎善入经络，镇痉祛风。

4. 气血亏虚证

［**症状**］眩晕，头痛隐隐，动则加剧，劳累即发，面色㿠白，神疲乏力，倦怠懒言，唇甲不华，发色不泽，心悸少寐，纳少腹胀。舌淡苔薄白，脉细弱。

［**证机概要**］气血亏虚，清阳不展，脑失所养。

[**治法**] 补益气血，调养心脾。

[**处方**] 归脾汤为主方加减。

[**方药组成**] 人参、黄芪、白术、甘草、当归、龙眼肉、木香、茯苓、酸枣仁、远志。

[**方解**] 方用人参、黄芪、白术、甘草等甘温之品益气健脾，使气旺而血生，气足则能摄血，血自归经；当归、龙眼肉甘温补血养心；茯苓、酸枣仁、远志宁心安神。这些药物相互配伍，使血足则神有所舍，血旺则气有所依。方中配伍大量益气补血药易致滋腻而碍胃气，故使用辛香而散之木香，理气醒脾，使补而不滞，滋而不腻；与大量益气健脾药配伍，又复中焦运化之功。

5. 肾精不足证

[**症状**] 眩晕、耳鸣日久不愈，头痛且空，精神萎靡，腰酸膝软，少寐多梦，健忘，两目干涩，视力减退；或遗精滑泄，耳鸣齿摇；或颧红咽干，五心烦热，舌红少苔，脉细数；或面色㿠白，形寒肢冷，舌淡嫩，苔白，脉弱尺甚。

[**证机概要**] 肾精不足，髓海空虚，脑失所养。

[**治法**] 滋养肝肾，益精填髓。

[**处方**] 左归丸为主方加减。

[**方药组成**] 熟地黄、山茱萸、山药、龟甲、鹿角胶、紫河车、杜仲、枸杞子、菟丝子、牛膝。

[**方解**] 熟地黄、山茱萸、山药滋阴补肾，龟甲、鹿角胶、紫河车滋肾助阳，益精填髓；杜仲、枸杞子、菟丝子补益肝肾；牛膝强肾益精。

四、治疗心得

在本病的临证治疗中，于世家教授多以平肝潜阳为主，同时配合补益肝肾、清热泻火之法。方多选用天麻钩藤饮（《中医内科杂病证治新义》）为主方加减。方中天麻平肝阳、息肝风，善治眩晕；钩藤清肝热，息风止痉；二药相伍以平肝息风。石决明平肝潜阳；山栀、黄芩清热泻火，使肝经之热不致上扰。牛膝引血下行，以利肝阳之平降。益母草的主要作用是活血利水，入心、肝二经，其与牛膝配伍，既可引血下行，又可使火热之邪从小便排出，《本草汇言》中特别提到益母草能治"血贯瞳仁，及头风眼痛"。杜仲、桑寄生补益肝肾，二药配伍牛膝可以加强补肝肾、强筋骨的作用。夜交藤、茯神安神定志，以解失眠多梦之症。诸药配伍，共奏平肝潜阳、补益肝肾、清热泻火之功。临床常用于治疗肝肾阴虚、肝阳偏亢之高血压患者。

于教授注重辨病、辨证、辨人施治，治疗时注意个体差异，会依据不同患者的自身情况在组方时灵活变通、随症加减。本病以肝阳上亢证为主，兼有其他证时，可辨证加减。

如兼有阴虚证，表现为口燥咽干、五心烦热、失眠、多梦、潮热、盗汗者，可加养阴生津之沙参、麦冬、玉竹。失眠多梦者，可加黄精、珍珠母、酸枣仁、远志等。其中黄精补气养阴、健脾益肾，且现代药理研究证明黄精不仅有降压作用，还有降低血脂、改善动脉粥样硬化、抗氧化、降低血糖的作用；珍珠母平肝潜阳、安神定惊，现代药理学研究证实珍珠母亦有降压的作用；酸枣仁有养心益肝、安神之功效；远志有安神益智的作用。潮热盗汗者，可加滋阴潜阳、退热除蒸之鳖甲，凉血除蒸之地骨皮，清热凉血、养阴生津之生地黄。

如兼有瘀血阻络证，表现为四肢麻、凉、痛甚者，可加入丹参、赤芍、川芎。丹参有活血通经之功，与原方中的牛膝配合应用，有活血通经、养血安神、引血下行之功，遵从了古人"治风先治血，血行风自灭"之意；赤芍有活血通络之用；川芎行气活血，有"气为血之帅，气行则血行"之意。

如兼有阴阳两虚证，表现为腰膝酸软、后背畏寒、四肢欠温、夜尿频数者。病程日久，阴损及阳，若治疗不当，过用苦寒伤阳之品，因阴阳互根，相互依存，则终致阴阳两虚。于教授善用巴戟天、菟丝子等温和之品温阳，而不选肉桂、附子等峻补之品。选用枸杞子、山茱萸以滋阴助阳，以期"阳得阴助而生化无穷"；而选用巴戟天、菟丝子补阳，则体现了"阴得阳升而泉源不竭"。

如兼痰湿证，则加用泽泻、猪苓、车前子等以利尿祛湿。因糖尿病合并高血压患者中存在很多肥胖的患者，而"肥人多痰湿"。

综上，以天麻钩藤饮为基础方辨证加减，采用平肝潜阳、清热泻火、益气养阴、滋补肝肾、活血通络、宁心安神等治法，从而使诸症消失、血压下降。同时，于教授认为糖尿病合并高血压只重视血压是否达标是不够的，更要注重降压过程中血压是否平稳，从而减少脑卒中等终末事件的发生率。

五、验案举隅

案一

孙某，男，58岁。

主诉：头晕、头痛 1 年余。

现病史：患者素体虚弱，3 年前诊断为"2 型糖尿病"，曾口服消渴丸及二甲双胍（具体用量不详）治疗，后自行停药，亦未监测血糖。近 1 年来，无明显诱因出现头晕、头痛，遂来就诊。

刻下症：口渴多饮，乏力，面红目赤，头晕头痛，失眠多梦。

查体：血压 148/95mmHg，双足背动脉搏动尚可。舌红，苔黄，脉弦细。

理化检查：随机血糖 12.5mmol/L，糖化血红蛋白 8.6%；血常规及甲状腺功能未见明显异常；尿糖阴性；便常规未见明显异常；腹部彩超无明显异常。

中医诊断：消渴

眩晕（肝肾阴虚，肝阳上亢）

西医诊断：2 型糖尿病

高血压病

治法：平肝潜阳，宁心安神。

处方：

天麻 30g，钩藤 30g，石决明 20g，杜仲 25g，

桑寄生 25g，牛膝 25g，菊花 25g，白芍 15g，

牡丹皮 15g，珍珠母 50g，茯神 15g，夜交藤 15g。

每日 1 剂，水煎分 3 次服。

西药治疗予拜阿司匹林 0.1g，每日 1 次，口服；甘舒霖 30R 注射液，早 10U、晚 8U，饭前 30 分钟，皮下注射。

治疗 3 天后，患者头晕头痛、面红目赤症状明显缓解，但仍有两目干涩、腰膝酸软诸症，舌红少津、脉弦细。监测其血

压、血糖均在正常范围。故原方去珍珠母、茯神、牡丹皮，加熟地黄 15g，黄精 40g，枸杞子 25g。

继服 6 剂好转，遂停服中药。出院后，随访 2 个月，症状无加重。

按语：本案患者久病体虚，消渴日久出现肝肾阴虚，肝阳上亢，从而导致面红目赤、头晕头痛诸症。于教授治疗时采用平肝潜阳、宁心安神的天麻钩藤饮加减治疗。服药 3 天后，患者头晕头痛明显缓解，但两目干涩、腰膝酸软、舌红少津之阴虚证明显，故加入黄精、枸杞子、熟地黄补益肝肾、养阴填精。

案二

王某，女，58 岁。

主诉：面易潮红并烦躁 7 年，头晕头痛 1 年余。

患者 7 年前自觉颜面经常潮红，且极易发脾气，当时自认为是更年期综合征，服用太太口服液、更年灵等中成药，症状有所缓解。5 年前单位体检发现血压、血糖高，具体数值不详，且未服用药物，自行通过饮食控制调节。近 1 年来，无明显诱因出现头晕头痛，遂来就诊。

刻下症：面红，口渴，头晕头痛明显，且睡眠易惊醒，时有难以入睡，间有劳累后腰骶酸软，二便正常。舌红，苔黄，脉弦。

查体：血压 153/95mmHg，双侧足背动脉搏动尚可。

理化检查：空腹血糖 9.7mmol/L，其余检查未见明显异常。

中医诊断：消渴

　　　　　眩晕（肝肾阴虚，肝阳上亢）

西医诊断：2型糖尿病

高血压病

治法：补益肝肾，平肝潜阳。

处方：

天麻30g，钩藤30g，杜仲25g，牛膝25g，

菊花25g，桑寄生25g，山茱萸15g，枸杞子15g，

珍珠母50g，丹参15g，生地黄15g，女贞子15g，

墨旱莲15g，茯神15g，夜交藤15g。

日一剂，水煎服，分3次口服。

西医予以盐酸贝那普利10mg，每日一次口服；诺和灵30R，早8U、晚6U，餐前30分钟，皮下注射；严格控制血压、血糖，进行对症治疗。

5日后患者睡眠较以前明显好转，头晕及劳累后腰骶酸软亦有所减轻。继续服用3剂，诸症均减轻，但是偶有劳累后腰骶酸软的症状，故原方中去菊花、珍珠母、丹参，加狗脊15g，续断15g。继服5剂后诸症减轻，血糖、血压均在正常范围，遂停服中药。

出院后随诊半年，患者自述，血糖空腹控制在5~6mmol/L，餐后血糖在7~9mmol/L，血压控制在130/80mmHg左右。

按语：本案通过追问患者病史发现，患者工作中应酬极多，难以按时休息，过劳是其诱因，日久则导致肝肾阴虚、肝阳上亢，故而出现面红、烦躁、头晕头痛、劳累后腰酸诸症。治疗时于世家教授采用平肝潜阳、补益肝肾的方药进行治疗，8剂后诸症明显减轻，而劳累后腰骶酸软仍然时有发生乃肾精不足明显之证，故去菊花、珍珠母、丹参，加狗脊、续断起到补肾、强筋骨的作用。

第六节 糖尿病合并不寐

糖尿病合并不寐即消渴合并不寐，是消渴常见的合并症之一，是指消渴病人以经常性不能获得正常睡眠为特征的一类病症。其主要表现为睡眠时间、睡眠深度及消除疲劳的作用不足；轻者可见入睡困难，眠浅易醒，醒后不能再寐，寐而不酣，多梦纷繁；重者彻夜不得入眠，日久可导致病患形体消瘦，精神抑郁。《太平圣惠方》在治消渴烦躁诸方中，首次论述了消渴烦躁不得睡卧的治疗。

早在《黄帝内经》中便对人体正常生命活动——昼精夜寐做了翔实而生动的论述。《素问·生气通天论》曰："故阳气者，一日而主外，平旦人气生，日中而阳气隆，日西而阳气已虚。"《黄帝内经》认为是自然界昼夜交替的变化规律，导致了人体阴阳消长的周期性变化，形成了人体生命活动的节律变化，并将不寐称为"不得卧""目不瞑"。糖尿病合并不寐，古代医籍原无对应病名，现代医家提出"消渴病不寐"之病名。二者在病因、病机上联系紧密，为消渴并发不寐提供了重要的理论依据。

一、病因认识

1. 饮食不节

暴饮暴食，宿食停滞，脾胃受损，酿生痰热，壅遏于中，痰热上扰，胃气失和，而致消渴病不寐。《素问·奇病论》有云："此肥美之所发也，此人必数食甘美而多肥也，肥者令人内热，甘者令人中满，故其气上溢，转为消渴。"肥人往往又多痰湿，痰湿内热壅遏于中，胃气失和，不得安眠，发为不寐。正如《张氏医通·不得卧》所言："脉滑数有力不得卧者，中有宿滞痰火，此为胃不和则卧不安也。"

2. 情志失调

情志不遂，暴怒伤肝，肝气郁结，气郁化火，邪火扰动心神，神不安而不寐；或由五志过极，心火内炽，扰动心神而不寐；或由喜笑无度，心神激动，神魂不安而不寐；或由暴受惊恐，导致心虚胆怯，神魂不安，夜不能寐；或心境愁郁，愁郁之火躁扰心神，神魂不安，夜不能寐，《临证指南医案·三消》曰："心境愁郁，内火自燃，乃消症大病。"

3. 劳倦失调

劳倦太过伤脾，而过逸少动亦致脾虚气弱，运化不健，气血生化乏源，不能上奉于心，而致心神失养而失眠。《景岳全书·不寐》曰："劳倦、思虑太过者，必致血液耗亡，神魂无主，所以不眠。"肾燥阴衰于下，不能上承于心，则心肾不交，水火不济，心火妄动，心神不宁，夜寐不安。《外台秘要·消渴消中》云："房事过度，致令肾气虚耗故也，下焦生热，热则肾燥，肾燥则渴。"

于世家教授根据古代医家对生理睡眠及不寐的论述，并结合自身临床实践认为消渴患者易发不寐的主要原因不外乎三大类：一是消渴病患者存在长期不良的饮食生活规律；二是消渴病患者对疾病给自己造成的社会生活的影响产生了不良情绪，如焦虑、抑郁、失望、恐惧等；三是消渴病及其并发症导致的不适，如躯干麻、凉、疼痛，夜尿频多，便秘，腹泻等症状严重影响了患者睡眠，导致不寐。于世家教授强调治疗消渴不寐，切记找准病因，定不可千篇一律，盲目用药。

二、病机认识

大量古代文献中记载了消渴相关并发症的表现。如《诸病源候论》中"消渴重，心中痛"，即为消渴并发胸痹，患者可见夜间心痛，影响睡眠。《三消论》中描述消渴"或风火昏眩"，即为消渴并发眩晕，患者可见夜间头晕目眩，无法入睡。《圣济总录》中有言消渴"四肢疼痛"，即为消渴并发痹症，患者可见夜间四肢疼痛，痛如针刺，难以入眠。《医贯》描述。下消"或心烦燥渴，小便频数"，即为消渴并发肾病，患者夜尿频多，影响睡眠。消渴病迁延日久可产生多种并发症，由此给患者带来的身心痛苦，发作于夜间，严重影响睡眠质量，亦可成为消渴导致不寐之重要原因。

消渴不寐虽病因繁多，但究其病机变化，总属阳盛阴衰、阴阳失交。一为阴虚不能纳阳，一为阳盛不得入于阴。糖尿病合并不寐病位主要在心，与肝、脾、肾等密切相关。正如《医效秘传》所言："夜以阴为主，阴气盛则目闭而安卧。若阴虚为阳所胜，则终夜烦扰而不眠也。"阴虚于内不能纳阳，或阳盛于外不得入阴，阴阳失于交互，则发不寐。《素问·逆调论》记载"胃不和则卧不安"，提出食滞、痰湿内扰，困遏脾胃，脾胃不和，气机升降失司，易致寐寝不安，后世医家将之作为不寐又一病机。再有《景岳全书·不寐》中将不寐病机归为有邪、无邪、饮茶、心有事四种类型，言"不寐证虽病有不一，然惟知邪正二字，则尽之矣……一由邪气之扰，一由营气之不足耳""浓茶以阴寒之性，大制元阳，阳为阴抑，则神索不安，是以不寐也。又心为事扰则神动，神动则不静，是以不寐也"。于世家教授认为消渴病机总属阴津亏虚，燥热偏胜。阴津亏损，血液化生乏源，心失濡养，心神不宁，遂发不寐。燥热偏胜，热扰心神，神志不安，亦可发不寐。

三、辨治分型治疗

1. 阴虚阳亢证

本证属肝阴亏虚，肝阳偏亢，阳热内盛而化火，热扰心神所致。

[**症状**] 不寐多梦，甚则彻夜不眠，急躁易怒，伴有头晕头胀，目赤耳鸣，口干而苦，便秘溲赤。舌红苔黄，脉弦而数。

[**证机概要**] 肝郁化火，上扰心神。

[**治法**] 疏肝泻火，镇心安神。

[**处方**] 自拟失眠方加减。

[**方药组成**] 天麻、钩藤、酸枣仁、黄精、夜交藤、珍珠母、五味子。

[**方解**] 方中天麻润而不燥，主入肝经，可治肝风内动、头晕目眩之症，不论虚实，均为要药。钩藤味甘，性微寒，入心、肝经，善清心包之火，泄肝经之热。《本草纲目》曰："钩藤，手、足厥阴药也。足厥阴主风，手厥阴主火。惊痫眩晕，皆肝风相火之病，钩藤通心包于肝木，风静火息，则诸症自除。"黄精味甘，性平，归肺、脾、肾经，具有补脾、肺、肾阴之功，用于治疗头晕、腰膝酸软、须发早白及消渴等。酸

枣仁味甘、酸，性平，归心、肝、胆经，具有养心安神之功效。《本草纲目》云酸枣仁："其仁甘而润，故熟用疗胆虚不得眠、烦渴虚汗之证；生用疗胆热好眠，皆足厥阴、少阳药也。"五味子味酸，性甘、温，归肺、心、肾经，具有滋肾涩精、宁心安神之效，不但可用于津伤口渴及消渴，更可用于心悸、失眠、多梦等证。夜交藤味甘，具有养心安神之功，适用于阴血虚少之失眠多梦、心神不宁，常与镇静安神药配伍治疗阴虚阳亢、彻夜不眠者。于教授重用珍珠母至 50～100g 以平肝潜阳、安神定惊。这七味药配伍应用，治疗消渴病伴阴虚阳亢型不寐效果显著。

[随证加减] 于教授在临证中若见舌质紫暗，瘀血较重者，加丹参以活血祛瘀。若见虚热较重，有津伤口渴、劳热骨蒸者，加生地黄以清热凉血、养阴生津。

2. 痰热扰心证

消渴病日久，脾胃气虚，无力运化水湿，湿聚为痰，痰湿蕴结，内生痰热所致。

[症状] 心烦不寐，胸闷脘痞，泛恶嗳气，口苦，头重，目眩。舌偏红，苔黄腻，脉滑数。

[证机概要] 湿食生痰，郁痰生热，扰动心神。

[治法] 清化痰热，和中安神。

[处方] 黄连温胆汤为主方加减。

[方药组成] 半夏、竹茹、陈皮、枳实、茯苓、黄连。

[方解] 方中用辛温之半夏以燥湿化痰、和胃止呕，甘寒之竹茹以清热化痰、除烦止呕，半夏与竹茹相伍，一温一凉，化痰和胃，止呕除烦。陈皮理气行滞、燥湿化痰，枳实降气导

滞、消痰除痞，陈皮与枳实相合，亦一温一凉，理气化痰。茯苓健脾化痰。黄连清心降火化痰。

[随证加减] 于教授临证常加龙齿、珍珠母、磁石等以镇心安神。

3. 心脾两虚证

本症见于消渴病之饮食不调、思虑过度，则损伤脾气，脾气亏虚则无以运化水谷精微，心血生成受阻，而见心脾两虚，神失所养，心神不安，而见不寐。

[症状] 不寐，多梦易醒，心悸健忘，神疲食少，头晕目眩，四肢倦怠，腹胀便溏，面色少华。舌淡苔薄，脉细无力。

[证机概要] 脾虚血亏，心神失养，神不安舍。

[治法] 补益心脾，养血安神。

[处方] 归脾汤为主方加减。

[方药组成] 人参、炒白术、黄芪、炙甘草、茯神、远志、酸枣仁、龙眼肉、当归、木香、生姜、大枣。

[方解] 方中用人参、炒白术、炙甘草、黄芪等甘温之品以健脾益气，使气旺而血生，气足则能摄血，血自归经；当归、龙眼肉甘温补血养心；远志、酸枣仁、茯神安神补益心脾；这些药物配伍，使血足则神有所舍，血旺则有所依。木香行气舒脾，使补而不滞，滋而不腻。煎煮时加入少量姜、枣以调和脾胃，以资化源。

4. 心肾不交证

消渴病日久，肾阴亏虚，阴虚则无以制阳，心火偏亢，故心肾水火不济而致不寐。

[症状] 心烦不寐，入睡困难，心悸多梦，伴头晕耳鸣、

腰膝酸软、潮热盗汗、五心烦热、咽干少津、男子遗精或女子月经不调等症。舌红少苔，脉细数。

[**证机概要**] 肾水亏虚不能上济于心，心火炽盛不能下交于肾。

[**治法**] 滋阴降火，交通心肾。

[**处方**] 六味地黄丸合交泰丸为主方加减。

[**方药组成**] 熟地黄、山茱萸、山药、泽泻、茯苓、牡丹皮、黄连、肉桂。

[**方解**] 方中用熟地黄、山茱萸、山药滋补肾阴；泽泻、茯苓、牡丹皮清泻相火；黄连清心降火；肉桂引火归原。

[**随证加减**] 于教授临证见心阴不足者，加用天王补心丹；对于心烦不寐、彻夜不眠者，加珍珠母、磁石等药物以重镇安神。

5. 心胆气虚证

消渴之人暴受惊恐，心胆虚怯，心神不安，而致不寐。

[**症状**] 不寐，多噩梦，易于惊醒，触事易惊，终日惕惕，胆怯心悸，伴气短自汗、倦怠乏力。舌淡，脉弦细。

[**证机概要**] 心虚胆怯，心神失养，神魂不安。

[**处方**] 安神定志丸合酸枣仁汤为主方加减。

[**方药组成**] 人参、茯苓、炙甘草、茯神、远志、龙齿、石菖蒲、酸枣仁、知母、川芎。

[**方解**] 方中用人参、茯苓、炙甘草益心胆之气；茯神、远志、龙齿、石菖蒲以化痰宁心、镇惊安神；酸枣仁入心、肝之经，可养血补肝、宁心安神；知母苦寒质润，可滋阴润燥、清热除烦；酸枣仁与茯苓、知母合用，可养阴血、清虚热、安

神除烦；川芎调肝血、疏肝气，与酸枣仁配伍，则辛散与酸收并用，补血与行血结合，具有养血调肝之妙。

四、治疗心得

于世家教授将消渴不寐之病机归为阴虚阳亢、阴不制阳，其病位在心、肝、脑，故临床工作中多予滋阴潜阳、重镇安神之汤药治疗本病。常用组方用药：黄精50g，五味子30g，酸枣仁30g，夜交藤30g，钩藤30g，天麻30g，丹参20g，珍珠母50~100g。于世家教授特别强调该方在煎服时应注意以下几点：①药物煎煮前应用清水浸泡2~3小时，使药物浸泡充分，以便有效成分析出，然后连药带水倒入锅中再行煎煮。②珍珠母质地厚重，应打碎先煎。③汤药分3~4次服用；晚间服药需于睡前0.5~1小时温服，以期药效发挥时入眠。

在此治疗基础上，于世家教授强调，消渴不寐患者的临床表现除主症为不寐外，往往存在其他兼症，潜方用药时必须辨证加减，灵活化裁。若伴见情绪激动、烦躁易怒、头晕目赤、耳鸣口苦且舌红苔黄、脉弦数者，可去原方中黄精、五味子、酸枣仁，加龙胆、栀子、黄芩、泽泻、车前子以清肝泻火、清利湿热，组方取龙胆泻肝汤清热利湿之意。若伴见神疲乏力、头晕健忘、食少便溏且舌质淡、苔薄、脉沉细无力者，可去原方中天麻、钩藤、珍珠母，加党参、白术、茯神、当归、远志以补益心脾，组方取归脾汤之意。若伴见五心烦热、潮热盗汗、心悸多梦、口燥咽干且舌红少苔、脉细数者，可在原方基础上加山药、熟地黄、山茱萸滋阴补肾。若伴头晕头痛，四肢麻、凉、疼痛，面色晦暗，舌紫暗或有瘀斑，脉涩者，可去原方中天麻、钩藤，加赤芍、红花、川芎、桃仁、鸡血藤、苏木、延胡索以增强活血化瘀止痛之功效，组方取血府逐瘀汤之意。若伴见脘腹胀满、大便秘结不通者，可在原方基础上加火麻仁、肉苁蓉、槟榔、莱菔子、枳壳以通便行气除胀。

五、验案举隅

案一

张某，男，66岁。

初诊日期：2019年11月25日。

主诉：失眠1年，加重半个月。

现病史：患者1年前出现失眠，自述近半个月失眠加重，表现为入睡困难，入睡后顷刻即醒，醒后无法再次入睡，每晚睡眠时间不足半小时，伴心烦易怒、头晕健忘、四肢末端麻木不仁等症。

既往史：患者有糖尿病病史10年，曾口服多种降糖药控制血糖。3年前，因血糖控制不佳，开始应用胰岛素治疗，目前血糖控制尚可。

查体：舌暗红，苔薄黄，脉弦细。

中医诊断：消渴病（气阴两虚兼血瘀）

　　　　　不寐（阴虚内热兼血瘀）

西医诊断：2型糖尿病合并失眠

辨证：消渴日久，耗气伤阴，阴津亏虚，虚火上炎，扰乱心神，心神不宁，可见不寐、心烦易怒。阴津亏虚，脉道滞涩，血行不畅，日久瘀血阻滞脉络，脑髓、筋脉、肌肉失于濡养，可见头晕健忘、四肢末端麻木不仁。

治法：滋阴除烦，重镇安神，活血化瘀。

处方：

> 黄精 50g，五味子 30g，酸枣仁 30g，夜交藤 30g，
> 钩藤 30g，天麻 30g，丹参 20g，珍珠母 100g，
> 栀子 15g，牡丹皮 20g，赤芍 25g，川芎 25g，
> 鸡血藤 30g，桃仁 20g，红花 25g。
> 每日 1 剂，水煎服。

患者服药 2 周后，睡眠较前略有改善，每日睡眠时间增至 2~3 小时，头晕的症状基本缓解，心烦易怒的症状有所改善，仍有四肢末端麻木感。于世家教授在上方基础上去牡丹皮、栀子，将珍珠母减至 50g。

患者续服 14 剂，睡眠进一步改善，每日睡眠时间可达 4~5 小时，四肢末端麻木感较前略减轻。

原方续服 1 个月，失眠症状基本消失。后随访 2 个月，未见复发。

案二

姜某，女，53 岁。

初诊日期：2019 年 10 月 10 日。

主诉：口渴多饮 10 年，失眠 3 年，加重 2 周。

现病史：患者 10 年前无明显诱因出现口渴多饮、多尿，在某医院确诊为"2 型糖尿病"予口服降糖药物治疗，现口服缓释二甲双胍片 0.5g，每日 2 次，血糖控制良好。3 年前出现睡眠问题，夜间难以入眠，同时伴有心烦、头痛、头胀，曾自服药物，症状时轻时重。2 周前因工作压力增大，失眠再次加重，现已严重影响其工作和生活。

刻下症：夜眠差，入睡困难，甚至彻夜不眠，头疼夜间明

显，头胀。

既往史：高血压病史 5 年，未系统用药治疗。

查体：血压 180/110mmHg，体重 75kg，身高 160cm，BMI 29.3kg/m²，腰围 106cm。舌质暗红有瘀点，苔白微腻，脉弦细。

理化检查：HbA₁c 6.1%。

辨证：患者消渴日久，耗伤气阴，阴虚阳亢，阴不制阳，水不涵木，肝阳上亢，扰动心神而不寐，扰乱清空而头痛、头胀；气血不足，气虚无力行血，阴虚血行不滞，故舌质暗红有瘀点且头痛夜间明显。

中医诊断：消渴不寐（阴虚阳亢兼血瘀）

西医诊断：2 型糖尿病合并失眠

高血压病 3 级（极高危）

处方：①低盐低脂饮食，主食每天五两左右，餐后 1 小时适量运动；②缓释二甲双胍片 0.5g，每日 2 次，口服；③厄贝沙坦片 150mg，每日 1 次，口服；④中医治以平肝潜阳、活血化瘀之法，具体处方如下：

天麻 30g，钩藤 30g，泽泻 25g，益母草 30g，

夜交藤 20g，酸枣仁 20g，珍珠母 50g，丹参 20g，

赤芍 20g。

共 7 剂，水煎服，日一剂。每天三次温服，最后一次晚上睡前半小时服。

二诊：血糖控制良好，血压 130/85mmHg，失眠较前好转，无其他自觉不适。舌质红，苔白，脉弦细。

中药汤剂改为：

天麻 30g，钩藤 30g，黄精 40g，夜交藤 20g，

酸枣仁 20g，珍珠母 50g，丹参 20g。

共 14 剂，用法同上。余治疗不变。

三诊：失眠症状基本消失，上方继续服 7 剂。随访 3 个月未有复发。

第七节 甲状腺功能亢进症

甲状腺功能亢进症（以下简称"甲亢"），是指由于各种原因导致的甲状腺激素分泌增多，机体各系统兴奋性增高，以代谢亢进为主要表现的临床综合征。本病可发生于任何年龄，但青年女性更易罹患，其发病原因与遗传因素、自身免疫、环境因素等有关。随着我国经济的迅速增长，社会竞争日益激烈，家庭及工作压力的不断增大，本病发病率有逐年增高趋势。

甲亢广义上属于中医学"瘿病"的范畴。《杂病源流犀烛》言："其皮宽，有似樱桃，故名瘿。"也有其他命名方式，如根据其形态特征的差异进行命名，《诸病源候论·瘿候》将其分为"血瘿、息肉瘿、气瘿"三种，《三因极一病证方论》则将其分为"石瘿、肉瘿、筋瘿、血瘿、气瘿"；如根据其发病原因之不同进行命名，如《圣济总录·瘿瘤门》将其分为"石瘿、泥瘿、劳瘿、忧瘿、气瘿"。

一、病因认识

于教授认为，甲亢的发病与体质因素、情志内伤、水土失宜、饮食失调、失治误治或感受外邪有关。

1. 体质因素

甲亢患者的体质多偏于阴虚。一般为先天肝肾阴虚，脏腑功能紊乱，阴虚有热，煎熬津液，痰浊、瘀血结于颈前而发病。先天肝肾不足，肝阴虚损，肾阴亏耗，脏腑失濡；加之忧思恼怒，或突受精神刺激，情志不遂，气机不畅，郁久化火，或气滞痰凝血瘀，或火旺灼津成痰，而致气、痰、瘀互结而发为瘿病。如《证治汇补·惊悸怔忡》言："有阴气内虚，虚火妄动，心悸体瘦，五心烦热，面赤唇燥，左脉微弱，或虚火无力者是也。"由于女性阴柔体质的特殊性，其经、孕、胎、产等生理活动与肝经气血有着密切的关系，每遇情志不遂、饮食不节等致病因素，常可引起肝郁火旺、气滞血瘀、气郁痰凝等病理变化，导致瘿病的发生。

2. 情志内伤

《诸病源候论·瘿候》言："瘿者，由忧恚气结所生……搏颈下而成之。"《济生方·瘿瘤论治》曰："夫瘿瘤者，多由喜怒不节，忧思过度，而成斯疾焉……大抵人之气血，循环一身，常欲无滞留之患，调摄失宜，气凝血滞，为瘿为瘤。"气能行津，人体津液正常运行输布有赖于气的推动作用，若长期忧郁、情志不畅，或突然受到强烈精神刺激，则肝失条达，气机郁滞，气滞痰凝，津凝成痰，阻碍血液运行，脉络瘀阻，以致气、痰、瘀交阻于颈前，形成瘿病。若肝气横逆犯脾，肝木克脾，脾失健运，亦致聚湿成痰，痰结颈前而成瘿病。本病多见于女性，《圣济总录》言瘿病："妇人多有之，缘忧恚有甚于男子也。"由于女性容易受到情绪的影响，故其较男性更易罹患甲亢。

3. 饮食失调

《素问·痹论》曰："饮食自倍，肠胃乃伤。"长期嗜食肥甘厚味，饮食不节，损伤脾胃，脾失健运，不能运化水湿，湿聚而生痰；饮食积滞，影响气血运行，气滞血瘀；痰气瘀结，终致气滞、痰凝、血瘀壅结颈前则发为瘿病。这与西医的长期高碘食物摄入过多诱发甲亢认识一致。

4. 水土失宜

瘿病的发生与水土因素也有极为密切的关系。《吕氏春秋》载曰："轻水所，多秃与瘿人。"《诸病源候论·瘿候》曰："诸山水黑土中，出泉流者，不可久居，常食令人作瘿气，动气增患。"《杂病源流犀烛·瘿瘤》亦曰："西北方依山聚涧之民，食溪谷之水，受冷毒之气，其间妇女，往往生结囊如瘿。"以上各论均说明本病的发生与地理环境有一定关系。这与西医学认为水土含碘高的地区甲亢发病率高的观点一致。

5. 失治误治

由于失治误治造成甲亢的亦不少见。凡病失治误治，或过用益火伤阴药物，而肝肾受损，则阴液亏耗，阴虚阳亢而形成本病。例如：甲状腺炎早期未得到正确的治疗易发展成甲亢；甲减治疗不规范，用药过度则成药物性甲亢等，以及过度服用含碘中药、长期应用治疗心律失常的高碘药物、长期应用治疗慢性咽炎的高碘药物等，均可导致甲亢。

6. 感受外邪

亦有因正气不足致外邪乘虚侵入人体脏腑经络，致气滞、痰凝、血瘀等病理产物凝结而形成瘿病，如《外科正宗·瘿瘤论》言："夫人生瘿瘤之症，非阴阳正气结肿，乃五脏瘀血、浊气、痰滞而成。"《医宗金鉴·瘿瘤》言："（瘿瘤）多外因六邪，营卫气血凝郁；内因七情，忧恚怒气，湿痰瘀滞，山岚水气而成。"指出本病多因外感六淫之邪或内伤情志因素，而致气血痰湿凝滞而诱发。这与西医学认为病毒感染可引发亚急性甲状腺炎从而导致甲亢的认识一致。

二、病机认识

甲亢的病理因素以"气""痰""火""瘀"为主，与"阴虚"关系密切。古代医籍对本病病机的描述比较详细，《济生方·瘿瘤论治》云："夫瘿瘤者，多由喜怒不节，忧思过度，而成斯疾焉。"《诸病源候论·瘿候》指出："瘿者，由忧恚气结所生，亦曰饮沙水，沙随气入于脉，搏颈下而成之。"《医学入门·瘿瘤篇》中所述："七情不遂，则肝郁不达，郁久化火化风，症见性情急躁、眼球突出、面颊升火、脉弦、震颤。肝火旺盛，灼伤胃阴……。"《外科正宗》认为："人生瘿瘤之症，非阴阳正气结肿，乃五脏瘀血、浊气、痰滞而成。"《圣济总录·瘿瘤门》言："忧、劳、气则本于七情，情之所至，气则随之，或上而不下，或结而不散是也。"于教授认为甲亢基本病机属阴虚阳亢，但肝气郁结、肝失疏泄在本病发展中起到推动作用。从疾病分期和病程虚实的角度来看，于教授认为：甲亢初期以六郁为主，气郁为先；中期气郁化火，火盛伤阴；后期阴伤气耗，虚实夹杂。总体来说，于教授认为本病病机特点为本虚标实，本虚为肝阴不足和气阴两虚，标实以"气、火、痰、瘀"为患。疾病在发展过程中常表现出本虚标实、虚实错杂、相互影响的情况。故于教授治疗上结合辨证论治，选用疏肝解郁、理气活血、化痰散瘀、滋阴降火等治法。

三、辨证分型治疗

于世家教授根据甲状腺功能亢进症的临床表现及舌脉等征象，将其辨证分为气郁痰阻证、阴虚火旺证、心肝阴虚证。

1. 气郁痰阻证

本证为平素性情急躁易怒，肝气郁结，水湿内停，聚湿生痰，痰、气、瘀结于颈前所致。

[**症状**] 颈前喉结两旁结块肿大，心烦易怒，颈部觉胀，胸闷，善太息，或兼胸胁窜痛、脘闷呕恶，病情常随情志变化而波动。苔薄白，脉弦。

[**证机概要**] 气机郁滞，痰浊壅阻，凝结颈前。

[**治法**] 理气疏郁，化痰消瘿。

[**处方**] 柴胡疏肝散加浙贝母、海螵蛸。

[**方药组成**] 柴胡、香附、枳壳、陈皮、川芎、芍药、甘草、浙贝母、海螵蛸。

[**方解**] 柴胡、香附、枳壳、陈皮疏肝解郁，理气畅中；川芎理气活血；芍药、甘草柔肝缓急；浙贝母、海螵蛸软坚散结。

[**随证加减**] 于教授临证中若见咽部不适者，可加桔梗、牛蒡子以利咽消肿。

2. 阴虚火旺证

本证常见于肝肾阴虚者，痰气郁结化火，或肝气郁结化火，火热耗伤阴精，而致阴虚火旺之证。

[**症状**] 烦躁易怒，面赤身热，恶热汗出，口干口苦，大便秘结。舌红苔薄黄，脉弦数。

[**证机概要**] 肝肾阴虚，肝火旺盛。

[**治法**] 滋阴降火，镇静安神。

[**处方**] 自拟甲亢 1 号方。

[**方药组成**] 知母、黄柏、玄参、女贞子、菟丝子、枸杞子、山茱萸、黄精、丹参、川芎、香附、栀子、郁金、远志、酸枣仁、夜交藤、珍珠母。

[**方解**] 方中用知母、黄柏、玄参、枸杞子、山茱萸、黄精等以清热滋阴、降火，川芎、香附、栀子、郁金以清热疏肝，酸枣仁、夜交藤、珍珠母重镇安神。于教授认为知母和黄柏的剂量一般控制在 15g 即可，热象明显者可酌加用量，但不要超过 25g。因甲亢患者多有腹泻症状，重用寒凉之品虽可明显减轻热象，但也有损伤脾胃、加重腹泻之弊。于教授同时主张黄精剂量为 50g，重用可达 60g，即使最少也需用至 30g，这样才能体现出补肾阴的重要性；而玄参不仅能养阴，尚能"散瘿瘤、瘰疬"（《药性论》）。因"擅补阴者必于阳中求阴"，所以于教授的方中又常见一味菟丝子。于教授认为甲亢属自身免疫性疾病，故常选用具有免疫调节作用的女贞子、丹参，且有报道指出丹参还有使 cAMP 减少和 T_3、T_4 下降的作用。

3. 心肝阴虚证

本证见于甲亢日久损伤心肝之阴，而见心肝阴虚之证。

[**症状**] 心悸不宁，心烦盗汗，目干目眩，偶伴倦怠乏力。舌红少苔或无苔，舌体颤动，脉弦细数。

[证机概要] 气火内结日久，心肝之阴耗伤。

[治法] 滋阴降火，宁心柔肝。

[处方] 自拟甲亢2号方。

[方药组成] 知母、玄参、黄精、丹参、川芎、香附、麦冬、龙眼肉、远志、酸枣仁、夜交藤、珍珠母。

[方解] 方用知母、玄参、麦冬、黄精以养心肝之阴；川芎、香附以疏肝理气；酸枣仁、夜交藤、珍珠母以重镇安神。于世家教授对后三味药比较偏爱，认为此三药配伍除可息风外，还可增加镇静安神的功效，且相较于龙骨、牡蛎二味，珍珠母煎煮后获得的有效成分更多，更易获效。于教授临证时珍珠母多用至50g，重用时可达60g；天麻可用25g，重用可达30~40g。

[随证加减] 于教授临证中见有手指、舌体颤动者，需加用天麻及钩藤等息风之品。

四、心得体会

于教授认为甲状腺功能亢进症患者，其症状往往表现明显，常见心慌、失眠、消瘦、多汗、烦躁，症状较重者可影响生活质量。于教授认为此时为应用中药治疗的最佳时机，即在治疗开始的前两周要中西药并举。西药应用抗甲状腺药物（ATD），但初始治疗阶段单用西药并不能达到立刻缓解症状的目的，很多患者仍会因明显的不适而影响生活质量。如果能在此时配合应用中药，则可明显缩短缓解症状所需的时间，改善其生活质量。但同时于教授也指出，中药的应用并非需要贯穿治疗全程，要审时度势，只要症状缓解即可停用中药，这样既可减少因煎煮药物给患者带来的不便，又可增加治疗的依从性。

中药治疗甲状腺疾病在历代古籍中均有较多记载，但这类药（如牡蛎、海藻、昆布、海浮石等）仅适用于单纯性甲状腺肿、结节性甲状腺肿、甲状腺腺瘤等虽有甲状腺肿大却无甲状腺功能亢进的患者。于世家教授认为，此类药物虽有软坚散结的作用，但因其富含合成甲状腺素的原料——碘，可使病情加重或复发，故原则上不用。

甲状腺功能亢进症的西医内科治疗提倡规范、全程，于教授认为这是很有必要的。西药治疗应贯穿始终，不可以中药可快速改善症状为由而舍弃西药，更不能在治疗过程中随意停用西药，抗甲状腺药物的应用必须是全程的。

甲状腺功能亢进症是一种自身免疫性疾病，于世家教授认为其治疗可以选用激素，尤其对伴有白细胞减少者，应当首选糖皮质激素，但注意要小剂量、短程应用。甲状腺功能亢进症伴白细胞减少的机制包括甲状腺功能亢进症本身和应用抗甲状腺药物（ATD）治疗后。无论何种机制，随激素的应用，白细胞水平都会上升，甲状腺功能亢进症的症状也会得到一定程度的控制，且在此基础上所需的 ATD 剂量也较小。

五、验案举隅

赵某，男，20 岁。

初诊日期：2017 年 11 月 25 日。

主诉：颈部肿大半年，加重伴心悸 2 个月。

现病史：患者半年前于外院诊断为"甲状腺功能亢进

症"，但未系统治疗。近 2 个月，颈部肿大较前加重，伴明显心悸，故到本院就诊。

刻下症：颈部肿大，心悸，汗出恶热，消瘦，多食易饥，便溏，夜寐差。

查体：舌红，苔薄黄，脉弦细数。双侧甲状腺Ⅱ度肿大，质软，未触及结节，无血管音，双手震颤（+）。

理化检查：甲状腺功能检查，FT_3 37.2pmol/L，FT_4 76.35pmol/L，TSH 0.005μU/mL；甲状腺彩超示双侧甲状腺弥漫性肿大，伴双侧多发结节。

中医诊断：瘿病（阴虚火旺证）

西医诊断：Graves 病

双侧甲状腺多发结节

治法：滋阴降火，镇静安神。

处方：

知母 20g，黄柏 20g，玄参 20g，女贞子 20g，
菟丝子 20g，枸杞子 15g，山茱萸 30g，黄精 30g，
栀子 15g，郁金 15g，丹参 20g，酸枣仁 30g，
茯苓 15g，菟丝子 15g，首乌藤 30g，珍珠母 50g。
每日 1 剂，水煎服。

同时予甲巯咪唑片 20mg，每日 1 次，口服。

二诊：患者症状明显缓解。甲状腺功能检查示 FT_3 19.41pmol/L，FT_4 28.39pmol/L，TSH 0.03μU/mL。嘱予甲巯咪唑片 15mg，每日 1 次，口服。

三诊：2 周后患者自诉上述不适已完全消失。复查甲状腺功能检查示 FT_3 7.48pmol/L，FT_4 6.88pmol/L，TSH 0.02μU/mL。甲巯咪唑片 10mg，每日 1 次，口服。

随访 1 年半，患者甲巯咪唑片剂量维持在 5mg，每日 1 次，口服，甲功在正常范围。查 TRAb 阴性，停甲巯咪唑片口服，随访半年，甲亢未再复发。

第八节　甲状腺功能减退症

甲状腺功能减退症（以下简称"甲减"）是由于甲状腺激素合成及分泌减少，或其生理效应不足所致机体代谢降低的一种疾病。按其病因分为原发性甲减、继发性甲减及周围性甲减三类，其中以原发性甲减为多见，约占甲减的 96%。近年来，随着人们工作压力不断增大，甲减的发病率也有逐年增高的趋势。

甲减广义上属于中医学"瘿病"的范畴，但尚无专属的对应病名。现在学者们多将甲减归属于"虚劳""虚损"的范畴；也有根据《千金要方》提出的"石瘿、气瘿、劳瘿、土瘿、忧瘿"，将甲减归为"劳瘿"者。亦有医家根据病人的不同表现对甲减进行命名，如对于外感风热、温热毒邪所致的发热、颈部肿胀和剧烈疼痛，后期引起阴损及阳或阴阳两虚表现者，可命名为"瘿痛·虚劳"；以记忆力减退、失眠、思维迟钝为主要表现者，可归属为"失眠""痴呆"；黏液性水肿、肢体肿胀突出者，可归属为"水肿""肤胀"；胸部不适、心中悸动明显者，可诊断为"胸痹""心悸"；严重者若出现黏液性昏迷，可诊断为"厥证"。

一、病因认识

《理虚元鉴·虚证有六因》对虚劳的病因做了全面的归纳

和总结，提道："有先天之因，有后天之因，有痘疹及病后之因，有外感之因，有境遇之因，有医药之因。"

1. 禀赋不足

《灵枢·决气》曰："两精相搏，合而成形。"《订补明医指掌·虚损》曰："小儿之劳，得于母胎。"肾阳是人体诸阳之本、生命之源，五脏六腑之阳皆以肾阳为本。先天禀赋不足，肾中元阳衰微，阳气不运，气血运化失司，开阖不利，则气结痰凝，水湿、痰浊、瘀血等留滞脏腑肢节，脏腑失养，不能温煦机体，而发为本病。另外，若先天禀赋不足、脏腑虚弱，是谓正气不足，正不胜邪则易受风火、温热毒邪侵袭。正如《灵枢·五变》云"肉不坚，腠理疏，则善病风""小骨弱肉者，善病寒热"，均认识到本病的发生与先天禀赋不足密切相关。

2. 情志不遂

《济生方》载"夫瘿病者，多由喜怒不节，忧思过度，而成斯疾焉"；隋代巢元方《诸病源候论》中云"瘿者，由忧恚气结所生""动气增患"。《圣济总录》将瘿病分为"石瘿、泥瘿、劳瘿、忧瘿、气瘿"五类，并指出忧、劳、气本于七情。随着现代社会压力日益增大，人们的不良情绪得不到适当宣泄，久之则肝气郁结、气机不畅，以致津液不布，水湿聚而生痰，痰浊化火，灼炼津液，则痰凝结于颈部而发为本病。临床上许多甲减患者都有胸胁闷胀、急躁易怒、咽中哽噎不适等气滞痰凝的表现，且上诉症状的轻重又与患者情志调畅与否密切相关。

3. 水土失宜

若居住在高山地区，水土失宜，亦可影响脾胃功能，使脾失健运，不能运化水湿，聚而生痰，影响气血正常运行，致气滞、痰凝、血瘀壅结颈前则发为瘿病。早在《吕氏春秋》中就有"轻水所，多秃与瘿人"的记载，指出了瘿病的发生与地理环境密切相关。宋代《圣济总录·瘿病瘤门》亦曰"山居多瘿颈，处险而瘿也"，指出瘿病发病以山区居多；《诸病源候论》中谓"饮沙水""诸山水黑土中"容易发瘿病。这些都说明瘿病的发生与水土因素密切相关。

4. 饮食劳倦

《素问·痹论》曰："饮食自倍，肠胃乃伤。"脾为后天之本，化生水谷精微，主肌肉且统血。若饮食不节，或久病失养，脏气损伤，正气短时难以恢复，加之病后失于调养，气血亏虚，或烦劳过度，因劳致虚，精血虚少，脏腑肌肤失养而发病。

5. 误治失治

由于本病发病缓慢，症状隐匿且不典型，常常被人忽视，或误作他病而错过了早期治疗机会；又或因其病程的迁延性，不少患者失于治疗和日常的维护，久之则致阴精或阳气受损，从而导致本病的发生。另外，研究报道目前采用[131]I治疗甲亢亦可导致甲减。

二、病机认识

1. 肝脾不调，气滞血瘀

《妇人大全良方》云"女子郁怒倍于男子"，可见古代即观察到瘿病更常见于女性。女子以肝为先天，经、带、孕、乳皆与肝经气血密切相关，尤其青年女性一般肝阳偏旺，如遇情志不遂，易致肝气郁结，久而化火，逼迫气血上行，则灼津为痰、为瘀；于教授认为气滞、痰瘀是本病初期的病理变化，随之逐渐发展，肝郁及脾，脾失健运，气血生化乏源，日久及肾，引起肾之阴阳不足，脾肾俱伤，而五脏六腑之阳皆以肾阳为本，亦会有所虚损。吴谦在《医宗金鉴》中也提到"多外因六邪，营卫气血凝郁；内因七情，忧恚怒气，湿痰瘀滞，山岚水气而成"认为本病多由情志因素或外感风火、温毒致肝气郁结，痰瘀壅滞而发，发病早期以气滞、痰瘀为主。

2. 脾肾阳虚，湿浊内停

本病多因先天禀赋不足，后天失养，引起肾阳虚损、脾气不足；或水土失宜，伤及脾胃，脾失健运，不能升清降浊；或饮食劳倦内伤，久病失于调理，误治失治，耗伤精血，致脾肾温煦失职，气血亏虚，久之气血运行不畅，水湿停留，则痰浊内生，络脉瘀阻，脏腑机体失于温煦和濡养而为病。于教授认为本病以正虚为主，兼有气郁、湿阻、瘀血等阴邪留滞的实证表现。《金匮要略·血痹虚劳病脉证并治》就提出了扶正祛邪、祛瘀生新等治法，首次指出补虚不忘治实的治疗要点。本病因虚致实的病机更为多见，多以脾肾阳虚为先、为本，日久兼有痰阻、气滞、血瘀等实证，虚实错杂。

3. 心肾阳虚，水饮凌心

肾虚命门火衰，累及于心，心气、心阳衰微，无力推动血脉，则血行涩滞。肾为主水之脏，肾阳不足，无以温煦，水饮不化，凌心射肺。《素问·阴阳应象大论》云："阴在内，阳之守也；阳在外，阴之使也。"《类经》中也指出"阳生于阴，阴生于阳"，"孤阴不生，独阳不长"。阳气虚损，无以治阴，阴邪为患，上凌心肺。

三、辨证分型治疗

于世家教授根据本病发病的症状特点、病情变化等要点，将本病辨证分为肝郁脾虚证、脾肾阳虚证、心肾阳虚证三型。

1. 肝郁脾虚证

本证属肝气郁滞，肝郁及脾，脾失健运，水湿不化，聚而为痰。

[症状] 疲乏无力、胸闷、善太息；或兼胸胁窜痛，痛无定处，脘闷嗳气，不思饮食，病情常随情志波动，大便不调。舌质淡，苔薄腻，脉弦。

[证机概要] 气机郁滞，痰浊壅阻。

[治法] 疏肝理脾，理气和中。

[处方] 柴胡疏肝散加减。

[方药组成] 柴胡、香附、枳壳、陈皮、郁金、青皮、苏梗、合欢皮、川芎、芍药、甘草。

[方解] 柴胡、香附、枳壳、陈皮疏肝解郁，理气畅中；郁金、青皮、苏梗、合欢皮调气解郁；川芎理气活血；芍药、甘草柔肝缓急。

[随证加减] 于教授对于肝气横逆脾胃，出现脘闷、嗳气等症者，多加旋覆花、代赭石、法半夏以和胃降逆；腹胀明显者，可加焦三仙、鸡内金以消食化滞；肝气乘脾见腹胀者，可加苍术、厚朴、茯苓；兼有血瘀而见胸胁刺痛者，可加当归、

丹参、红花活血化瘀。

2. 脾肾阳虚证

本证多因先天禀赋不足，后天失养，引起肾阳虚损，脾阳不足，温煦失职，水湿停留，痰浊内生，络脉瘀阻所致。

[症状] 周身乏力，面色无华，畏寒，少言，健忘，困倦，皮肤干燥粗糙多屑，反应迟钝，便秘等表现。舌淡或伴边有齿痕、苔白、脉细弱。

[证机概要] 肾阳亏虚，脾阳不振，痰浊内生。

[治法] 补益脾肾，温阳益气。

[处方] 自拟甲减方。

[方药组成] 巴戟天、淫羊藿、仙茅、肉苁蓉、补骨脂、菟丝子、益母草、黄精、女贞子、枸杞子、茯苓。

[方解] 于世家教授治疗此型甲减时，因肾阳为一身阳气之根本，温补肾阳为治疗之重，方中善用肉苁蓉、巴戟天、仙茅、菟丝子、补骨脂等温肾助阳的药物。《黄帝内经》有"善补阳者，必于阴中求阳"，故加用枸杞子、黄精、女贞子等滋阴之品，以达"阴中求阳"的目的，使"阳得阴助则生化无穷"。再以茯苓健脾益气，益母草活血、利水消肿。诸药合用，共奏补益脾肾、温阳益气之功。

[随证加减] 于教授在临证中见腹胀明显者，加炙榔片、枳壳、莱菔子、香附以行气除胀；见有浮肿者，可加用泽泻、猪苓、大腹皮、车前子、黄芪以行气利水。

3. 心肾阳虚证

本证多见于甲减日久，肾虚命门火衰，累及于心，心阳衰微，无力行血，血行涩滞，则肾阳不足，水饮不化，凌心射肺，为甲减之重症。

[症状] 形寒肢冷，胸闷气短，心悸怔忡，尿少身肿，身倦欲寐，唇甲青紫。舌淡暗苔白、脉沉。

[证机概要] 心肾阳虚，水饮内停。

[治法] 温补心肾，利水消肿。

[处方] 真武汤加减。

[方药组成] 茯苓、白术、附子、生姜、桂枝、麦冬、炙甘草。

[方解] 方药上除选择温肾助阳之品外，多用麦冬、炙甘草以益气复脉。真武汤中附子温肾助阳以化气行水，兼暖脾土以温运水湿；茯苓、白术健脾利湿，淡渗利水；桂枝温通心阳；生姜温阳祛寒。全方共奏温通心肾、强心利水之效。

[随证加减] 于教授认为便秘较重者需重用肉苁蓉，用量可达 35~40g，不仅可以促肾上腺释放皮质激素，还可调节大肠、小肠运动，以达通便之功。全身浮肿甚者，加车前子、葶苈子、泽泻等以泻肺利水消肿，一般不用峻泻之甘遂、芫花。心率慢、脉迟者，可用麻黄附子细辛汤；若脉迟不复，可用参附汤、生脉散鼓舞心阳。

四、治疗心得

于世家教授强调治疗本病时，甲状腺激素的替代治疗是必不可少的。应用左甲状腺素片时应从小剂量开始，特别是合并心脏基础疾病的老年患者，起始剂量为每日 12.5μg，结合患者心脏耐受程度，逐渐增加剂量，以防心肌和全身组织耗氧量增加，导致心肌供血不足，诱发心绞痛发作。对于不需左甲状腺素片补充治疗的亚临床甲减的患者，运用中药治疗效果亦佳。

五、验案举隅

案一

李某，女，49 岁。

主诉：倦怠乏力 3 年，加重 2 个月。

现病史：患者 3 年前无明显诱因出现倦怠乏力，于外院查甲状腺功能，诊断为"甲状腺功能减退症"，应用左甲状腺素片 50μg，每日 1 次，口服，后症状好转。2 个月前，患者自行停药，乏力症状加重，遂来就诊。

刻下症：倦怠乏力，畏寒，腰酸，脱发，记忆力减退，皮肤粗糙，大便秘结，小便正常。

查体：脉搏 62 次/分，血压 110/70mmhg，呼吸 18 次/分。神清，面色无华，形体肥胖。舌淡苔白，脉细弱。双侧甲状腺未见明显异常，心、肺、腹查体无异常，生理反射存在，病理反射未引出。

理化检查：甲状腺功能检查示 FT_3 2.98pmol/L，FT_4 6.31pmol/L，TSH 73.1μU/mL。甲状腺彩超示双侧甲状腺小。

中医诊断：虚劳（脾肾阳虚）

西医诊断：甲状腺功能减退症

治法：补益脾肾，温阳益气。

处方：

> 仙茅 15g，菟丝子 15g，淫羊藿 15g，补骨脂 15g，
> 吴茱萸 15g，女贞子 15g，枸杞子 15g，茯苓 15g，
> 山药 20g，五味子 15g。

每日 1 剂，口服。

西药予左甲状腺素片 37.5μg，每日 1 次，口服以补充甲状腺激素。

1 周后患者症状缓解，但仍乏力、便秘。前方加黄芪 20g，肉苁蓉 35g，以增强益气润肠通便之功；将左甲状腺素片量加至 50μg，每日 1 次。

3 周后复查甲状腺功能示 FT_3 11.32pmol/L，FT_4 22.76pmol/L，TSH 4.67μU/mL。患者自诉心悸，调整左甲状腺素片量至 37.5μg，每日 1 次，口服以补充甲状腺激素，续服中药汤剂 4 周，后停服汤药，仅口服左甲状腺素片。后随访半年患者病情未出现反复。

按语：本案患者为典型的脾肾阳虚型虚劳，运用补益脾肾、温阳益气之中药汤剂配合甲状腺激素替代治疗，故患者症状迅速改善。此患存在较为顽固的便秘，故在治疗中于教授重用肉苁蓉至 35g，不仅可以温补肾阳，还可润肠通便，疗效显著。

案二

夏某，女，40 岁。

主诉：乏力伴反复发作性心前区不适 3 年，加重 3 天。

现病史：患者 3 年前无明显诱因出现乏力、心前区不适，就诊于外院心内科，予扩冠、抗凝、调脂等对症治疗，症状未见明显缓解。近 3 日症状加重，为求系统治疗，遂来就诊。

刻下症：心前区不适，胸闷气短，心悸，时有喘促，乏力，头晕，厌食，颜面浮肿，畏寒肢冷，嗜睡，脱发，声哑，小便短少，大便秘结。

查体：体温 35.9℃，呼吸 16 次/分，血压 105/55mmHg，

心率 59 次/分。双侧甲状腺 I 度肿大，肺部听诊无湿啰音，心音低钝，无心包摩擦音，心律齐，双下肢浮肿。舌质暗，苔白，脉沉细。

理化检查：心电图示肢导联低电压，$V_1 \sim V_6$ 导联 T 波倒置。超声心动图示中等量心包积液。头部 CT 示未见异常。甲状腺功能检查示 FT_3 1.84pmol/L，FT_4 0.67pmol/L，TSH > 100μU/mL。甲状腺彩超示甲状腺弥漫性肿大伴纤维化，符合甲减改变。

中医诊断：虚劳（心肾阳虚证）

胸痹（水饮凌心）

西医诊断：甲状腺功能减退症

甲减性心脏病

治法：温补心肾，利水消肿。

处方：

附子 6g，肉桂 15g，白术 15g，干姜 10g，

茯苓 15g，猪苓 15g，桂枝 9g，薤白 10g，

延胡索 15g，杜仲 12g，麦冬 15g，丹参 15g

每日 1 剂，水煎服。

另予左甲状腺素片 25μg，每日 1 次，口服以补充甲状腺激素；持续低流量吸氧；硝酸异山梨酯片 10mg，每日 3 次，口服以扩冠。

服药 3 天后，患者症状改善，续服前方。

服药 10 天后复查：甲状腺功能检查示 FT_3 2.42pmol/L，FT_4 2.20pmol/L，TSH 99.64μU/mL。心电图示肢导联低电压，$V_4 \sim V_6$ 导联 T 波低平。将左甲状腺素片调整至 37.5μg，每日 1 次，口服以补充甲状腺激素。

1 周后，患者症状明显改善，续服中药汤剂 3 周，患者症状明显好转。后于随诊中根据其甲状腺功能水平，逐渐调整左甲状腺素片用量至 50μg，每日 1 次，口服以补充甲状腺激素，维持治疗，后未复发。

按语： 病久肾阳亏虚，"肾命不能蒸运，心阳鼓动无能"，则形成心肾阳衰，阳虚而阴寒内盛，血行迟滞而形成瘀血；阳气虚，不能化气行水而水湿潴留，可见心悸、怔忡、尿少、身肿等。此患病程较长，初起症状不明显，不易引起重视。出现心血管并发症后，患者以心前区不适而来诊。在治疗中，于教授尤其注意甲状腺激素替代治疗的药物剂量问题，应用左甲状腺素片从 25μg/d 慎重起步，调整用药期间密切注意患者的病情变化，在其可耐受的前提下根据甲状腺功能检查结果调整其剂量，同时结合中医辨证施治，予温补心肾、利水消肿之中药汤剂，不仅可以时改善甲减的症状、提高患者的生存质量，对减少病情反复也有一定的辅助作用。

第九节　亚急性甲状腺炎

亚急性甲状腺炎（subacute thyroiditis，SAT）又称 De Quervain 甲状腺炎、肉芽肿性甲状腺炎、巨细胞性甲状腺炎。本病好发于中青年人群，女性多于男性。一般认为，本病起于病毒性感染，多数患者于上呼吸道感染后发病。在发病前数周或数月，常有发热、畏寒、咽喉痛、疲乏无力、食欲不振等上呼吸道感染症状，继而表现为甲状腺部位的肿大，疼痛拒按，常向颌下、颈部或耳后等处放射，咀嚼、吞咽时加重等体征。

本病多为自限性，病程长短不一，一般为 1~4 个月。西医学治疗本病通常采用非甾体类消炎镇痛剂缓解症状；病情严重者应用糖皮质激素见效较快，但不能缩短亚急性甲状腺炎的病程或改善其预后，且所需糖皮质激素剂量较大或者疗程较长时，患者可能会出现轻重程度不同的不良反应，加之减药、停药不当易引起复发，复发率可达 11%~49%。所以，应用糖皮质激素治疗本病会受到剂量、疗程、安全性等因素的限制。于教授通过辨证论治，对患者进行施治，临床获得良好疗效。

结合本病的症状表现，现代医家将其归于中医学"结喉痛""瘿瘤"等范畴。于教授结合亚急性甲状腺炎颈部疼痛症状等特征，将其命名为"瘿痛"。《医宗金鉴》说："瘿瘤二证，发于皮肤血肉筋骨之处。瘿者，如缨络之状；瘤者，随气留住，故有是名也。"又说，"凡瘿多生于肩项两颐，瘤则随处有之。"南宋医家杨士瀛在《仁斋直指方论·瘿瘤方论》中指出"气血凝滞，结为瘿瘤""瘿则忧恚所生""瘤则随气留住"。明代孙志宏在《简明医彀·瘿瘤》中提出："喜怒失节，忧思过度之类，致气血凝滞，而成此疾。"《外科正宗·瘿瘤论》提出瘿瘤是浊气、瘀血、痰浊壅结而成，书中提到"夫人生瘿瘤之症，非阴阳正气结肿，乃五脏瘀血、浊气、痰滞所成"。纵览历代医家著作对本病病因、病机的研究，可谓百家争鸣。于世家教授认为本病病因多与外感六淫、内伤七情及体质因素有关，并将本病病机归结于"热毒瘀结，不通则痛"，治以清热解毒，活血通络之大法。

一、病因认识

1. 外感温热邪气

正如《丹溪心法》云："痛甚者多火。"《素问·至真要大论篇》亦云："诸病胕肿，疼酸惊骇，皆属于火。"外感风温邪热，热毒壅盛，灼伤津液，炼液为痰，痰阻气机，致气、血、津液运行失常，气、血、痰热凝滞颈前，热毒壅遏，不通则痛而致本病。

2. 内伤七情

忿郁恼怒或忧愁思虑日久，肝失条达，气机郁滞，津液不布，凝聚为痰，气郁血行不畅，瘀血内结，气痰血互结为病。明代医家孙志宏在其著作《简明医彀·瘿瘤》中提出："喜怒失节，忧思过度之类，致气血凝滞，而成此疾。"由此可见，情志因素由古至今皆是瘿病发病的重要因素之一。

3. 体质因素

女子以肝为先天，其整个生命过程与肝经气血有着密切的联系，情志、饮食等因素容易引起气郁痰结、气滞血瘀及肝郁化火等病理变化，故女性患本病概率更大。

于教授认为亚急性甲状腺炎的发病与外感六淫、内伤七情以及体质因素有关。随着病情进展及药物治疗，大多数患者正气恢复，毒邪消散，疾病痊愈。部分患者由于病程迁延日久或失治误治，加之素体阳虚阴盛，或先天肾阳不足，损伤后天脾胃，阳证转阴证，从而出现阳气虚衰、阴寒内盛的表现。

二、病机认识

1. 热毒蕴结，气滞痰凝血瘀

于教授认为亚急性甲状腺炎的主要病机为热毒蕴结、气滞痰凝血瘀。《难经·八难》云："气者，人之根本也。"张景岳在《类经·摄生类》中云："人之有生，全赖此气。"足见"气"对于人体保持健康的重要性。气的生理功能有推动、温煦、防御、固摄和气化作用。气、血和津液是构成人体的三大基本物质。气能生血、行血、摄血。气亦能生津、行津、摄津。《素问·举痛论》云："百病生于气也。"张亦宾注曰："气之在人，和则为正气，不和则为邪气。凡表里虚实，逆顺缓急，无不因气而至，故百病皆生于气。"《寿世保元·瘿瘤》也云："夫瘿瘤者，多因气血所伤，而作斯疾也。"情志不畅，气机不利，气滞不能行血，则血瘀；气机郁滞，津液无法正常运行输布，则酿痰生饮。气滞、痰饮、血瘀久郁，化为热毒，故可见本病常见发热及甲状腺肿痛等症状。

2. 精神抑郁，情志不遂

本病女性患者多于男性，临床发病年龄多在 20~50 岁。因女性的情感较敏锐和纤细，所以在日常生活、工作以及感情中更容易受到情绪的影响。于教授在临证过程中也发现多数女性患者存在精神抑郁、善太息、情志不遂等症候。因而总结归纳出：情志不调引发的气机不利是亚急性甲状腺炎发生的前提和反复发作的主要因素。

三、辨证分型治疗

于教授指出亚急性甲状腺炎是中医治疗疗效显著的一种疾病，因为本病的西医治疗多应用激素或非甾体抗炎药，存在很多药物不良反应。同时因为该病常迁延不愈，长期应用激素会带来一系列的副作用，诸如向心性肥胖、类固醇性糖尿病、低钾血症以及一些精神症状；停止激素治疗后，一部分患者还会出现病情反复，给患者带来了极大痛苦。而中医药的治疗，亦以辨证论治为基础，根据患者不同病情进行处方化裁，绝大多数患者仅应用中药治疗即可痊愈，这为广大亚甲炎患者带来了福音。于教授在临证中发现，亚急性甲状腺炎早期患者多出现发热、颈部肿痛、烦躁易怒等症状，结合舌脉表现，多属于热毒壅盛证，治以清热解毒之法。大部分患者经过治疗得以痊愈，少部分会逐渐出现畏寒怕冷、倦怠乏力、肢体浮肿等情况。从西医学角度来看，这是因为亚甲炎的一过性甲亢期后，甲状腺腺泡修复不良，所引起的甲状腺功能减退，也可能为一过性甲减。但是，有一小部分患者，尤其是初期即有甲状腺抗体滴度明显升高的患者，日后出现甲状腺功能减退的概率会明显增加。对于这部分患者，中医辨证多属于脾肾阳虚证，于教授多用温补脾肾之法，临床获得良效。

1. 热毒壅盛证

本证多因外感风热邪气，致气血津液运行失常，气血痰热凝滞颈前，热毒壅遏，不通则痛。多见于亚急性甲状腺炎急性期。

[**症状**] 发热，头痛，咽痛，颈部瘿肿疼痛，伴心悸多

汗、心烦不眠、大便不畅等症。舌质红，苔薄黄，脉浮或
弦滑。

［**治法**］清热解毒，通络止痛。

［**处方**］自拟亚甲炎方。

［**方药组成**］金银花、连翘、穿山龙、蒲公英、紫花地
丁、陈皮、丹参、炙甘草。

［**方解**］方中金银花、连翘、穿山龙为主药，可清热解毒
祛湿；蒲公英、紫花地丁、丹参可活血解毒、消肿化瘀；陈皮
理气化痰；炙甘草调和诸药。金银花，又叫双花，《本经逢
原》中提道："金银花，解毒去脓，泻中有补，痈疽溃后之圣
药。"《医学衷中参西录》中谓："连翘，具升浮宣散之力，流
通气血，治十二经血凝气聚，为疮家要药。"《名医别录》中
云黄芩可"疗痰热"。穿山龙为方中主药，有祛风除湿、活血
通络、凉血消痈的功效，于世家教授临床多重用至 50~60g。
蒲公英、紫花地丁均有清热解毒、活血凉血消痈之功效，前者
还有利湿通淋的作用。诸药合用，共同起到清热解毒、行气活
血、散结止痛的作用。

［**随证加减**］于世家教授以此方为基础，临证时加减应
用。如热毒重者，加重金银花、连翘用量以清热解毒；肿痛甚
者，加重蒲公英、紫花地丁用量以凉血消痈，加白茅根以配合
丹参凉血活血消痈；喘憋、胸闷感者，加重陈皮用量，另加延
胡索以增强理气活血的功效；热毒痰瘀日久者，易伤血耗阴，
可重用当归以补血活血。

于教授主张急性期的中药疗程一般 2~3 周，以免过用寒
凉反伤阳气。现代研究证实：穿山龙有抗甲状腺肿，降低 T_3、
T_4 水平的作用，这与其含有多种甾体皂苷可在机体内转化为

甾体激素，影响甲状腺激素的合成与释放有关，还有明显的消炎镇痛作用。延胡索的镇痛、镇静、催眠、安定作用均很显著。板蓝根、大青叶有确切的抗病毒作用，可增强机体防御机能。金银花、连翘、黄连、黄芩均可广谱抗菌，抗病毒，退热，并能抑制炎症递质的产生与释放。

2. 脾肾阳虚证

本证见于疾病日久不愈，阳气受损，脾失运化，肾失气化，痰湿内生，阳虚无力鼓动血脉，气血壅滞，颈前肿痛不得消散。多见于亚急性甲状腺炎甲减期。

［症状］甲状腺轻度肿大，疼痛不甚或隐痛，神疲乏力，畏寒怕冷，腹胀纳呆，四肢浮肿，心悸怔忡，大便溏薄。舌体胖大，边有齿痕，苔薄白或白腻，脉沉细。

［治法］温阳健脾，化痰活血。

［处方］自拟甲减方。

［方药组成］菟丝子、女贞子、枸杞子、巴戟天、山茱萸、白术、茯苓、猪苓、大腹皮、枳壳、泽泻、益母草。

［方解］《景岳全书》云："善补阳者必于阴中求阳，则阳得阴助而生化无穷。"方中应用女贞子和枸杞子正是此道理。山茱萸、枸杞子滋养肝肾而涩精；菟丝子、巴戟天温补肾阳；患者多兼脾阳亏虚，水湿无以运化，故用白术、茯苓健脾祛湿，猪苓、大腹皮、泽泻利水消肿，枳壳行气利水，益母草利尿消肿兼以活血。诸药合用，共奏温补脾肾、利水消肿之功效。

［随证加减］于教授在临证中见腹胀、纳呆明显者，加莱菔子、槟榔片、鸡内金以健脾益气、消食化积，以提高机体抗

病能力，扶正御邪。

四、治疗心得

亚急性甲状腺炎近几年来发病逐渐增多，但由于起病缓急不一，临床表现多样，常被误诊误治，延误病期。于教授一再强调诊断时须详问病史，仔细查体，结合相关辅助检查，打开思路，注意鉴别。具体而言，该类疾病患者的门诊就诊形式分为以下 3 种。

1. 以外感高热来诊

患者在最初 1~3 周常有感冒症状，如畏寒发热、体温达 37.5~39℃、头痛咽痛、全身酸痛，查体见咽部充血、扁桃体肿大、甲状腺局部疼痛及明确压痛点。此时易误诊为上呼吸道感染、急性扁桃体炎等疾病而予抗生素治疗。

2. 以甲亢症状来诊

患者自述心悸心慌，怕热多汗，但甲亢症状不十分明显，无突眼，查体见甲状腺肿大，质硬或有结节，压痛明显。此时易误诊为弥漫性或结节性甲状腺肿伴甲亢而予抗甲状腺药物治疗，甚者手术而误治。

3. 以颈部疼痛来诊

患者的突出表现为颈部疼痛，甲状腺肿大，质硬或有结节，有明确而局限的压痛点，无其他不适。此时若不仔细查体，易误诊为颈部淋巴结炎。有些甲状腺肿大及结节均不明显，主要表现为颈部疼痛者也容易被误诊为颈椎病。

从辅助检查看，亚急性甲状腺炎患者血沉明显加快，常大于 50mm/h，甚至 100mm/h 以上；白细胞正常，或仅轻度增高；甲状腺功能 FT$_3$、FT$_4$ 一过性增高；放射性核素甲状腺显像示摄^{131}I 率明显降低，甲状腺显示不清；甲状腺超声回报多为甲状腺一侧或双侧肿大，内部回声不均匀，实质内一处或多处片状低回声区。故临床上应注意鉴别，以防误诊误治。

五、验案举隅

案一

患者，女，38 岁。

初诊日期：2018 年 5 月 5 日。

主诉：颈前疼痛 1 周。

现病史：患者 1 年前曾因颈痛伴心悸、出汗被外院诊为"亚急性甲状腺炎"，曾服泼尼松 1 个月，每日 6 片，后逐渐减量至停药。1 周前患者又出现左侧颈前疼痛，患者拒绝激素治疗，为寻求中医治疗就诊。

刻下症：发热，颈部疼痛，心烦不眠，大便干结，小便短赤。

查体：左侧甲状腺触痛（+）。舌质红，薄黄苔，脉细。

理化检查：TSH 0.642mU/L，FT$_3$ 5.43pmol/L，FT$_4$ 17.83pmol/L，甲状腺摄碘率降低，血沉 57mm/h。

中医诊断：瘿痛（热毒壅盛证）

西医诊断：亚急性甲状腺炎

治法：清热解毒，活血祛瘀，消肿止痛。

处方：

金银花 30g，连翘 30g，蒲公英 20g，紫花地丁 20g，
皂角刺 30g，穿山龙 50g，丹参 20g。

　　　　每日 1 剂，水煎服。

　　服上方 6 剂后，患者疼痛明显缓解，相关指标明显改善。但患者新出现干咳的症状，故在原方基础上加紫菀 15g，前胡 15g，百部 25g。服用 10 剂后患者干咳症状消失，颈前仍有少许疼痛，故遵初诊原方继服，1 周后痊愈。

案二

患者，女，49 岁。

初诊日期：2019 年 11 月 9 日。

主诉：右颈部疼痛伴发热 10 天。

现病史：患者于 10 天前出现右颈前疼痛伴发热，于家中自测体温 38～39.2℃，自服退热药（具体不详）后，发热仍反复出现，并伴颈部疼痛逐渐加重，遂来诊。

刻下症：发热，颈部疼痛难忍，烦躁易怒，心烦不眠，大便干结，小便短赤。

查体：右侧甲状腺压痛（+）。舌质红，苔黄腻，脉细数。

理化检查：甲状腺彩超示甲状腺右叶增大，伴弱回声改变。甲状腺功能检查示 TSH 0.01mU/L，FT_3 9.78pmol/L，FT_4 37.69pmol/L，^{131}I 摄取率下降。血沉 100mm/h。

中医诊断：瘿痛（热毒壅盛证）

西医诊断：亚急性甲状腺炎

治法：清热解毒，活血祛瘀，消肿止痛。

处方：

　　　　金银花 30g，连翘 30g，皂角刺 20g，丹参 20g，

　　　　穿山龙 50g，炙甘草 10g，生石膏 30g。

　　　　每日 1 剂，水煎服。

另配合院内制剂水调散，适量外敷。服药 6 剂加外敷后，

患者颈前疼痛明显好转，后停水调散并嘱其继续服用原方 6 剂，1 周后痊愈。

按语：*亚急性甲状腺炎多为热毒郁结，伴气滞、痰凝、血瘀。于教授认为这类患者在发作期当以苦寒之品清解热毒，苦辛之味凉血活血，以疏散郁结之气，并佐以炙甘草以缓和药性。必要时辅以清热解毒之剂外敷，内外并治，可以有效地控制病情。*

第十节　代谢综合征

代谢综合征（metabolic syndrome，MS）是一组由遗传因素与环境因素相互作用而导致人体蛋白质、脂肪、碳水化合物等物质发生代谢紊乱的病理状态，是一组复杂的代谢紊乱症候群。这些代谢异常包括糖耐量减低、糖尿病、中心性肥胖、脂代谢紊乱、高血压等。中心性肥胖（腹型肥胖）被认为是代谢综合征发病的源头，而胰岛素抵抗则是代谢综合征的重要发病机制。

中医并无代谢综合征病名，临床可根据 MS 的临床表现，如形体肥胖、腹胀纳呆、神疲乏力、口干多饮、头晕目眩、胸闷胸痛等症状，将其归于"肥胖""消渴""眩晕""胸痹"等范畴进行辨证论治。

一、病因认识

1. 禀赋不足，痰湿体质

父母生殖之精气的盛衰就决定着子代禀赋体质的厚薄强

弱，胖人大腹便便，形厚气虚难以周流，每易郁滞聚湿生痰。所谓"肥人多气虚""肥人多湿痰"，痰湿为高血脂、高脂蛋白的临床病理体现，高脂血症是痰湿之体的病理基础，两者相辅相成。

2. 劳逸失度，耗伤脏腑

过度的体力或脑力劳动常耗伤气血，影响脏腑功能，导致本病；终日坐卧少动会致气血流动缓慢，肌肉筋骨活动能力减弱，脏腑功能下降；房劳过度，使肾脏精血亏虚，先天之气受损，不能濡养脏腑经络，脉络瘀滞故而发生诸病症。

3. 饮食不节，湿浊壅盛

饮食不节、过食肥甘厚味可损伤脾胃，脾胃虚弱，水谷不能运化，水反为湿，谷反为滞，湿浊内生，积而为痰，水湿痰浊停积于体内，故见肥胖。

二、病机认识

先天禀赋不足，或后天调养不当、嗜食肥甘厚味等因素导致脾肾虚弱，脾虚则水湿不化，肾虚则不能主水，水谷精微不归正化，水反为湿，谷反为滞，而致痰湿、瘀浊滋生，沉积皮下，形成肥胖。肥人多痰、多脂，聚湿生热，化燥伤阴，则发为消渴。代谢综合征是多种代谢异常同时存在的一个疾病状态，多为脾肾亏虚，痰浊为患。其病程相对较长，根据传统中医理论可知"久病必瘀，久病入络"，若痰浊不化，阻滞经络，血行不畅，致瘀血内停。瘀血可使气血运行受阻，津液更加不布，可使代谢综合征的各个病情加重，又可在其基础上产生更多新的并发症。

三、辨证分型治疗

于教授临证注重四诊合参、病证结合、辨病与辨证相结合，结合个体差异组方用药。根据代谢综合征的临证表现，于教授将其分为痰湿阻滞证和痰瘀互阻证。

1. 痰湿阻滞证

本证患者多因嗜食肥甘厚味，湿热内蕴，久则酿生痰浊；或饮食无度，致脾胃受损，运化失职，水湿不化，湿聚成痰；或好逸恶劳，久坐久卧，致脏腑功能渐衰，使湿邪不化，水液潴留，亦可变生痰浊。该证多见于嗜食肥甘厚味，或者饮食无度，营养过剩，且活动量较少之人。

[症状] 嗜食肥甘厚味，形体肥胖，头重昏蒙，肢体困倦，倦怠嗜卧，胸闷脘痞，痰多，呕恶，口干而不欲饮。舌质淡红，苔白或厚腻，脉濡滑。

[治法] 祛痰化浊，健脾利湿。

[处方] 自拟祛痰化湿汤。

[方药组成] 半夏、天麻、钩藤、白术、茯苓、泽泻、丹参、珍珠母。

[方解] 方中常用半夏辛燥而性温，尤善燥湿化痰，兼以辛散而消痞满。《珍珠囊》谓其"消胸中痞，膈上痰，除胸寒，和胃气，燥脾湿"。天麻甘平柔润，善平肝息风而治眩晕，与半夏相配伍，可化痰、息风、止眩，二药均为治疗风痰眩晕头痛之要药。李杲云："足太阴痰厥头痛，非半夏不能疗。眼黑头眩，虚风内作，非天麻不能除。"脾为生痰之源，故以白术健脾燥湿，茯苓甘淡以渗湿健脾，使湿无所聚，则痰

无由生，以治其生痰之源，而且半夏与茯苓、泽泻配伍，燥湿化痰与渗利水湿相合，而达湿化痰消之功，亦体现了朱丹溪所谓"燥湿渗湿则不生痰"之理。泽泻，泄水湿，行痰饮，与白术同用，治疗痰饮停聚，清阳不升之头目昏眩。西医学也认为肥胖之人的高血压往往存在高血容量特点，因此常将利尿剂作为治疗该类患者高血压的首选药物。钩藤，息风止痉，常与天麻相配伍。并辅以丹参、珍珠母，以除烦安神定志。诸药合而用之，共奏化痰息风、健脾祛湿之功。

根据现代药理研究，天麻有降低外周血管、脑血管和冠状血管阻力的作用，还可以降压、减慢心率等。半夏具有降低全血黏度，明显抑制红细胞聚集和提高红细胞的变形能力的作用。泽泻、茯苓、白术具有利尿、降血糖、抗血凝等作用。钩藤具有降血压、抑制血小板聚集及抗血栓、降血脂等作用。丹参具有扩血管、降血压、改善血液流变学、降低血液黏度、调节血脂、抑制动脉粥样硬化斑块的形成等作用。泽泻有利尿、降压、降血糖的作用，还有预防脂肪肝的作用。

2. 痰瘀互阻证

本证为痰浊流入血脉之中，使血液变黏稠，且黏附于心脉之上，使心包络变细，痰瘀互结，致血脉瘀滞，故心痛时作、咳唾痰涎；若痰瘀血阻于脑络，则出现眩晕、头痛、手足麻木等症状。

[**症状**] 心胸阵痛，状如针刺刀割，痛有定处，可放射至颈、肩背部，兼胸闷憋气、咳唾痰涎，或头晕头沉，头痛如刺，兼面色晦暗黧黑，爪甲紫暗滞涩，肢体困重麻木，多食善饥，渴不欲饮，胸闷痰多。舌质暗红或有瘀斑、瘀点，苔白

腻，脉细缓或细涩。

[**治法**] 祛痰化浊，逐瘀通络。

[**处方**] 自拟祛痰化湿汤加瓜蒌、赤芍、丹参、鸡血藤、延胡索、苏木、川芎。

[**方解**] 方中用瓜蒌，善于涤痰善结，理气宽胸，《本草思辨录》云："瓜蒌实之长，在导痰浊下行，故结胸胸痹，非此不治。"赤芍、鸡血藤、苏木活血祛瘀止痛。延胡索活血行气止痛。川芎活血行气、祛风止痛，既可治心脉瘀阻之胸痹心痛，又为治头痛要药。根据现代理论，瓜蒌具有祛痰、扩冠、降血脂的作用。鸡血藤具有降低血管阻力，对血小板聚集有明显抑制作用。延胡索、川芎具有扩张外周血管、降低血压、减慢心率的作用。丹参具有抗血小板聚集、扩张血管、改善血液流变等多种作用。

四、治疗心得

全面控制各项代谢危险因素，关键是对高血压、高脂血症、糖尿病、肥胖等基础病的预防治疗。

1. 改善生活方式

合理饮食、增加体力活动和体育运动、减轻体重及戒烟。增强运动和锻炼，特别是有氧运动能通过减少脂肪组织，有效改善糖类和脂类的代谢，维持能量平衡，进而防治 MS。但于教授强调要注意运动的方式、强度、时间。患者应根据本人年龄、体重、有无原发病等因素制定个体运动方案。

MS 中的糖调节异常、血脂异常、高血压以及肥胖皆与不健康的饮食习惯有关，因此 MS 的另一个重要措施就是长期坚持合理饮食。MS 患者应控制总热量，摄入合理的碳水化合物、脂肪、蛋白质，高纤维素饮食，限酒、戒烟。若高血压患者还要注意低盐饮食。

2. 药物治疗

对于肥胖患者，合理饮食和运动是控制其体重的首选治疗措施。于教授对于肥胖型糖耐量受损患者，常让其服用二甲双胍。研究认为二甲双胍有轻度减轻体重的作用，在用药的最初 6 个月约可降低体重 2~3kg，而且二甲双胍不但是肥胖 2 型糖尿病患者的首选用药，还可以预防糖尿病，减缓糖耐量受损患者向 2 型糖尿病的转变。对于已确诊的 2 型糖尿病患者，可以选用口服降糖药和胰岛素治疗，口服降糖药可使用双胍类、SGLT-2、DPP-4、α-糖苷酶抑制剂、胰岛素增敏剂等。对于轻度血糖升高者，可单独选用金芪降糖片，因该药具有改善胰岛素抵抗作用，可达到预期降糖效果。亦可配合服用西药，例如噻唑烷二酮类药（TZD），主要通过激活过氧化物酶体增值物激活受体γ（PPARγ）起作用，能明显减轻胰岛素抵抗，被称为胰岛素增敏剂，还可改善血脂谱，改善血管内皮细胞功能，促进脂肪重新分布。

对于高血压病，于教授常将 ACEI 类药物作为代谢综合征中高血压治疗的首选药物。ACEI 类药物具有改善胰岛素抵抗和减少尿蛋白作用，对肥胖、患有糖尿病的高血压患者具有较好的疗效。根据于教授多年的临床经验，在应用 ACEI 类降压药时应选用双通道排泄的药物，少用单通道排泄的药物。ACEI 的不良反应主要是刺激性干咳，若患者不能耐受，可改用 ARB 治疗。于教授认为中药与 ACEI 或 ARB 联合使用，既能提高疗效、缓解症状，又能减少不良反应，使降压持久且平稳。对于血压较高的患者应联合应用两种或两种以上的降压药，既能在相对较短时间内达到目标值，又有利于降低药物的不良反应。目前，ARB 和钙离子通道阻滞剂（CCB）联合较为多见。

关于 MS 的血脂紊乱，于教授强调其治疗要在饮食治疗的基础之上，根据病情、危险因素、血脂水平决定是否或者何时开始药物治疗。根据临床经验，MS 的血脂特征主要为血清 TG 水平升高，HDL-C 水平降低，同时伴有 TC 或 LDL-C 水平的轻、中度升高。贝特类药物能改善血脂异常，可明显降低血清 TG，中度降低 TC 和 LDL-C，升高 HDL-C。当 TG>5.6mmol/L，为了防止急性胰腺炎的发生、糖尿病恶化或出现严重并发症，此时应首先考虑使用贝特类药物迅速降低 TG 水平。当 TG<5.65mmol/L 时，若 LDL-C 未达到治疗目标，首要任务是降低 LDL-C，可首选他汀类药物。而对于轻、中度混合型血脂异常（如 TC 和 TG 同时升高），也可选用中药血脂康进行治疗，且不良反应也少而轻。药物治疗开始后 4~8 周需复查血脂及天门冬氨酸氨基转移酶（AST）、丙氨酸氨基转移酶（ALT）和肌酸激酶（CK）。

于教授认为治疗代谢综合征，应中西医结合，取长补短。可在应用西药和中成药的同时，结合患者就诊时的症状、体征，通过中医的辨证施治，达到共同降糖、降压、调节血脂及改善症状的作用。在临床实践中，这种中西医结合治疗代谢综合征的方法，是将西医学与中医学的有机结合，并获得较好疗效。

五、验案举隅

董某，女，44 岁。

初诊日期：2019 年 12 月 8 日。

主诉：肥胖 10 年余，伴头晕、恶心 1 周。

刻下症：形体肥胖，头重如裹，肢体沉重，胸闷气短，神疲乏力，时有呕恶，口渴不欲饮，眠尚可。

既往史：高血压病病史半年。平素嗜食肥甘厚味。

查体：血压 150/90mmHg，BMI 28.5kg/m^2，腰围 94cm。舌质淡胖，边有齿痕，苔白腻，脉濡滑。

理化检查：空腹血糖 7.5mmol/L，餐后 2 小时血糖 11.5mmol/L，HbA$_1$c 8.0%，TG 3.68mmol/L，HDL-C 0.9mmol/L。彩超检查示中度脂肪肝。

中医诊断：肥胖（痰湿阻滞证）

西医诊断：代谢综合征

　　　　　2 型糖尿病

　　　　　高血压病 1 级（高危）

　　　　　脂肪肝

治法：祛痰化浊，健脾利湿。

处方：嘱其在合理饮食和运动的基础上（主要是减少热量摄取及增加热量消耗），行控制血糖、血压、血脂，抗血小板聚集等对症治疗，同时配以祛痰化浊、健脾利湿方。

处方如下：

　　　　天麻 30g，白术 20g，半夏 10g，钩藤 30g，

　　　　丹参 20g，珍珠母 50g，泽泻 30g。

每日 1 剂，水煎分 3 次服。

患者 1 周后复诊，患者自诉头晕症状明显减轻。2 周后复诊，患者症状缓解，理化检查结果明显改善。

按语：本案患者因嗜食肥甘，损伤脾胃，健运失司，以致水谷不化精微，聚湿生痰，痰浊中阻，清阳不升，浊阴不降，遂致清窍不荣，故头晕；痰湿内阻，气机郁滞，痰气互阻，故胸闷；湿邪留置于经脉之间，则见头重如裹、肢体沉重；痰湿中阻，胃失和降，故呕恶；舌质淡胖，边有齿痕，苔白腻，脉濡滑，亦为脾虚痰湿之象。因此，方中皆为健脾利湿祛痰之品，标本兼治，以使脾运、湿化、痰消。

第十一节　痛风

痛风是由于嘌呤代谢紊乱和（或）尿酸排泄障碍所致的一组临床症候群。临床上以高尿酸血症为主要特征，表现为反复发作的关节炎、痛风石形成和关节畸形，严重者可导致骨关节病变和关节活动障碍与畸形，累及肾脏则引起慢性间质性肾炎和尿酸性肾石病。

中医学根据痛风急性发作时的红、肿、热、痛，活动不利等症状，将其归结于"痹症""历节""白虎历节""痛风"范畴。《素问·痹论》曰："风寒湿三气杂至，合而为痹也。"这是中医学最早对本病的认识。《金匮要略·中风历节病脉证并治》云："诸肢节疼痛，身体魁羸，脚肿如脱，头眩短气，温温欲吐，桂枝芍药知母汤主之。"概括了本病发病的症状及治疗方法。元代朱丹溪最先提出"痛风"这一疾病名，《丹溪心法》中指出："痛风者，四肢百节走痛，方书谓之白虎历节风证也。"从中医文献论述中可以看出，"痛风"这一病名，应当是指因外受风寒湿邪或内伤气血亏虚，而引起的一种疾病，属痹证。

一、病因认识

1. 先天禀赋不足

从中医角度分析，肾为先天之本，先天禀赋不足，多与肾气亏虚相关。如同《素问·水热穴论》所云："肾者胃之关也，关门不利，故聚水而从其类也。"肾主水，肾气亏虚，不能蒸腾气化，气不行水，则湿浊内停，湿浊留而不去，蓄积日久积热内蕴，导致湿热互结而发病。

2. 后天饮食不节

后天饮食不节，恣食肥甘或酒热海腥发物，久则损伤脾胃。在《医学正传》中，认为痛风即"痛痹"，《景岳全书》则称其为"风痹"。其病因乃进食膏粱厚味，导致湿热内蕴，加之外感风邪侵犯经络。气血不通，瘀血凝结，络道阻塞，畸形僵硬。脾肾亏虚，水湿不化，日久则酿湿生热，导致湿热内生。《张氏医通》称"肥人肢节痛，多是风湿痰饮流注……壮年人性燥，兼嗜厚味"。《灵枢·贼风》谓"有所伤于湿气，藏于血脉之中，分肉之间，久留而不去"。脾为后天之本，主运化，脾胃运化失司，水湿不化，导致湿浊内生，留滞不去，酿湿生浊，痰湿阻滞于血脉之中，与血相结而为痰浊，痰浊瘀血凝滞于筋脉、关节，日久内舍脏腑，而见相应临床证候。痰浊滞留于经脉关节，导致骨节肿痛、结石等，甚至溃破，渗溢脂膏，而成痛风。

二、病机认识

于教授认为本病的发生与先天禀赋及后天调养密切相关。进食膏粱厚味，损伤脾胃，脾胃虚弱，则水湿不化，湿浊内生，导致湿热内蕴，加之外感风邪侵犯经络，气血不通，瘀血凝结，络道阻塞，湿浊久滞筋脉、关节，郁而化热，而见骨节红肿疼痛，甚至畸形、溃破；或脾肾亏虚，水湿不化，日久则酿湿生热，导致湿热内生；或风、寒、湿三气杂至，侵袭机体，痹阻经络，气血运行不畅，不通则痛；本病迁延日久亦可见肝肾亏虚、筋脉失荣之证。

三、辨证分型治疗

于教授对痛风的辨证要点主要是辨兼夹、辨虚实。于教授认为本病之主要病因为湿热、兼夹之邪。一是外邪，如起居不慎，外感风寒，进食膏粱厚味，内聚湿热，则可诱发；二是痰浊瘀血，湿热聚而生痰，痰凝影响气血流通，而气滞血瘀。湿热与痰、瘀俱为有形之邪，常胶结一处，故在辨证方面须掌握其不同特征，以便了解何者为主，何者为次，而相应地在用药上有所侧重。于教授认为本病在早期以实证为主，中晚期则多虚实兼见，甚至以虚证为主。于教授根据痛风病程及临床特点，将本病分为急性痛风性关节炎发作期、慢性期（或间歇期）进行辨证施治。

1. 湿热痹阻证（急性痛风性关节炎发作期）

本证多属湿热毒邪下注，停于局部关节。

[**症状**] 关节疼痛，局部灼热红肿，痛不可触，得冷则舒，常伴有发热、恶风、口渴、烦躁等全身症状。舌质红或绛，苔黄或黄腻，脉弦滑数。

[**治法**] 清热利湿，缓急止痛。

[**处方**] 自拟痛风方。

[**方药组成**] 穿山龙、延胡索、黄柏、苍术、豨莶草、秦艽、薏苡仁、白芍、甘草、牛膝、忍冬藤。

[**方解**] 方中穿山龙、延胡索以活血通络，止痛；黄柏、苍术祛湿浊；豨莶草、秦艽祛风胜湿；薏苡仁渗湿除痹，舒筋脉，缓拘挛；白芍、甘草缓急止痛；牛膝活血通经，引诸药下行；忍冬藤清热祛湿，通络。发作期关节红肿热痛明显，可配合辽宁中医药大学附属医院院内制剂水调散外敷，水调散主要成分为黄柏、煅石膏，具有清热解毒、消炎止痛之功效，对于关节红肿灼热，痛不可近者效果尤佳。

2. 痰瘀痹阻证（急性痛风性关节炎慢性期或间歇期）

[**症状**] 多为痹证日久，肌肉关节刺痛，固定不移；或关节肌肤紫暗、肿胀，按之较硬，肢体麻木或重着；或关节僵硬、变形，屈伸不利，面色暗黧，眼睑浮肿；或胸闷多痰。舌质紫暗或有瘀斑，舌苔白腻，脉弦涩。

[**治法**] 化痰行瘀，蠲痹通络。

[**处方**] 双合汤加减。

[**方药组成**] 桃仁、红花、当归、川芎、白芍、茯苓、半夏、陈皮、白芥子、竹沥、姜汁。

[**方解**] 本方是由桃红四物汤与二陈汤"双合"，再配以白芥子、竹沥而成的，具有活血化瘀、祛痰通络之效。方中桃

仁、红花、当归、川芎可活血化瘀、通络止痛；半夏、白芥子、竹沥、陈皮可燥湿祛痰；白芍可滋阴养血、清泄伏热，兼疗血痹；生姜汁、茯苓可健脾化痰、调和诸药。诸药合用，共奏活血化瘀、祛痰通络之功。桃红四物汤出自《医宗金鉴》，为经典的活血化瘀方；而二陈汤出自《太平惠民和剂局方》，为燥湿化痰的经典方。二者"双合"成方，则化瘀、祛痰两擅其功，又因死血顽痰胶结难去，桃红四物汤破血逐瘀之力峻，恐二陈汤祛痰之力有所不及，故增益白芥子、竹沥扫以逐经络之顽痰。

3. 肝肾亏虚证（急性痛风性关节炎慢性期或间歇期）

[**症状**] 痹证日久不愈，关节屈伸不利，肌肉瘦削，腰膝酸软；或畏寒肢冷，阳痿，遗精；或骨蒸劳热，心烦口干。舌质淡红，舌苔薄白或少津，脉沉细弱或细数。

[**治法**] 培补肝肾，舒筋止痛。

[**处方**] 独活寄生汤加减。

[**方药组成**] 独活、防风、秦艽、细辛、肉桂、人参、茯苓、甘草、当归、川芎、地黄、白芍、杜仲、牛膝、桑寄生。

[**方解**] 方中重用独活为君，辛苦微温，善治风、除久痹，且性善下行，用以祛下焦与筋骨间的风寒湿邪。臣为细辛、防风、秦艽、肉桂。细辛入少阴肾经，长于搜剔阴经之风、寒湿邪，又除经络留湿；秦艽祛风湿，舒筋络而利关节；肉桂温经散寒，通利血脉；防风祛一身之风而胜湿。君臣相伍，则可祛风寒湿邪。本证因痹证日久而见肝肾两虚、气血不足，遂佐入桑寄生、杜仲、牛膝以补益肝肾而强壮筋骨，且桑寄生兼可祛风湿，牛膝尚能活血以通利肢节筋脉。辅以当归、

川芎、地黄、白芍养血和血；人参、茯苓、甘草健脾益气。且白芍与甘草相合，尚能柔肝缓急，以助舒筋。当归、川芎、牛膝、肉桂活血，寓"治风先治血，血行风自灭"之意。甘草调和诸药，兼使药之用。诸药合用，具有补肝肾、益气血之功。

临床就诊之病例，以急性痛风性关节炎发作，表现为湿热痹阻之证者最为多见。

四、治疗心得

于教授深入研究湿热痹阻证之病因、病机，结合现代药理研究，灵活运用中药，在临床实践中反复总结修正，最终研制出治疗急性痛风性关节炎（湿热痹阻证）之专方——痛风方，临床应用，效验颇丰。

下面对于世家教授自拟方"痛风方"的药物组成进行简要分析：

君药：穿山龙、延胡索。

穿山龙，味苦，性微寒，入肝、肾、肺经，具有祛风湿、活血通络、清肺化痰之功效。《东北药用植物志》载其："舒筋活血，治腰腿疼痛、筋骨麻木。"《陕西植药调查》谓其："制疟，止疼，消肿。"现代药理研究表明，穿山龙所含薯蓣皂苷具有明显镇痛、抗炎作用，能够抑制痛风性关节炎病理过程中炎症递质白介素-1β（IL-1β）的分泌和白细胞的生成。本品味苦燥湿，微寒清热，对于痛风湿热痹阻证尤为适宜，同时具有镇痛、抗炎、抑制炎症反应的作用，能够改善急性痛风性关节炎的症状。于教授认为，穿山龙发挥镇痛、抑制炎症反应的作用时，用量不应低于50g。

延胡索，味辛、苦，性温，入肝、脾、心经，具有活血、行气、止痛之功效。《本草纲目》云："（延胡索）能行血中气滞，气中血滞，故专治一身上下诸痛，用之中的，妙不可言。盖延胡索活血行气，第一品药也。"现代药理研究显示，延胡索中含有生物碱20余种，主要有延胡索甲素、延胡索乙素、延胡索丙素等，其中延胡索乙素有显著的镇痛、催眠、镇静与安定作用。于教授认为，急性痛风性关节炎多为湿热痹阻，不通则痛。延胡索行气活血，气行则血行，通则不痛，加之其本身具有止痛之功，能够有效缓解疼痛。

臣药：苍术、黄柏、豨莶草、秦艽。

苍术，味辛、苦，性温。入脾、胃经，具有燥湿健脾、祛风散寒之功效。《药品化义》云："苍术，味辛主散，性温而燥，燥可去湿，专入脾胃……统治三部之湿，若湿在上焦，易生湿痰，以此燥湿行痰；湿在中焦，滞气作泻，以此宽中健脾；湿在下部，足膝痿软，以此同黄柏治痿，能令足膝有力。"于教授选取苍术，因其辛温苦燥而利湿浊，辛香健脾而和脾胃，脾胃运化水湿功能正常，则更利于祛湿，故苍术为燥湿健脾之要药。本品辛香燥烈，善于宣发肌腠，进而祛肌表之风寒，使经络、肢体湿邪从表而解。

黄柏，味苦，性寒，入肾、膀胱、大肠经，具有清热燥湿、泻火除蒸、解毒疗疮之功效。《名医别录》："疗惊气在皮间，肌肤热赤起，目热赤痛，口疮。"于教授认为，急性痛风性关节炎中医辨证多数湿热痹阻，黄柏性寒，制苍术之温性，二药合用能够清热、燥湿、除痹。

豨莶草，味辛、苦，性寒，入肝、肾经，具有祛风湿、利关节、解毒之功效。《本草经疏》曰其："祛风除湿，兼活血之要药。"现代药理研究证实，豨莶草有抗炎和较好的镇痛作用。

秦艽，味辛、苦，性平，入胃、肝、胆经，具有祛风湿、通络止痛、退虚热、清湿热之功效。《神农本草经》云："主寒热邪气，寒湿风痹，肢节痛，下水，利小便。"现代药理研究表明，秦艽具有镇静、镇痛、解热、抗炎的作用。

佐药：薏苡仁、白芍、甘草。

薏苡仁，味甘、淡，性凉，入脾、肾、肺经，具有利水消肿、健脾渗湿、除痹、清热排脓之功效。《本草纲目》云："薏苡仁，阳明药也，能健脾益胃。虚则补其母，故肺痿、肺痈用之。筋骨之病，以治阳明为本，故拘挛筋急、风痹者用之。土能胜水除湿，故泄泻、水肿用之。"于教授选用薏苡仁，取其利水渗湿，兼以健脾之功效。

白芍，味苦、酸，性微寒，入肝、脾经，具有养血敛阴、柔肝止痛、平抑肝阳之功效。《神农本草经》谓其："主邪气腹痛……止痛，利小便，益气。"现代药理研究指出，芍药中的主要成分芍药苷具有较好的解痉、镇痛作用。

甘草，味甘，性平，入心、肺、脾、胃经，具有补脾益气、祛痰止咳、缓急止痛、清热解毒、调和诸药之功效。现代药理研究证实，甘草具有糖皮质激素样作用，能够减轻急性痛风性关节炎的炎症反应。于教授选用芍药、甘草合用，取其酸甘化阴、缓急止痛之功。

使药：牛膝、忍冬藤。

牛膝，味苦、甘、酸，性平，入肝、肾经，具有活血通经、补肝肾、强筋骨、利水通淋、引血下行之功效。《神农本草经》谓其："主寒湿痿痹，四肢拘挛，膝痛不可屈伸。"现代药理研究证实，牛膝具有抗炎、镇痛作用，能提高机体免疫功能。于教授认为，急性痛风性关节炎多发生于下肢关节，牛膝除抗炎、镇痛外，还有引诸药下行之功。

忍冬藤，味甘，性寒，入肺、胃经，具有清热、解毒、通络之功效。《本草纲目》谓其："治一切风湿气及诸肿毒，痈疽疥癣，杨梅恶疮，散热解毒。"本品性寒能清热，且藤类药具有通络止痛之功。

五、验案举隅

王某，男，41 岁。

初诊日期：2019 年 10 月 20 日。

主诉：双足大趾红肿热痛反复发作 10 年，加重 5 天。

现病史：患者 10 年前出现双足大趾红肿热痛，诊断为"急性痛风性关节炎"，曾间断口服别嘌醇、苯溴马隆等降尿酸药物，但痛风仍反复发作。2019 年已痛风发作 4 次。

个人史：患者平素嗜食肥甘，喜饮酒。

刻下症：双足大趾红肿热痛，形体肥胖，乏力，口苦，小便黄赤，大便干结。

查体：舌质紫暗，苔黄腻，脉滑。双足大趾关节可见痛风石沉积，红肿拒按。

理化检查：血尿酸 697μmol/L，肌酐 103μmol/L；尿常规正常；双肾输尿管、膀胱、前列腺彩超检查示未见异常。

中医诊断：痹证（湿热痹）

西医诊断：痛风

治法：清热利湿，活血通络，缓急止痛。

处方：

穿山龙 50g，延胡索 30g，苍术 15g，黄柏 15g，

豨莶草 15g，秦艽 15g，薏苡仁 25g，白芍 30g，

炙甘草 10g，牛膝 20g，忍冬藤 20g。

14 剂，每日 1 剂，水煎分 3 次服。

二诊（2019 年 11 月 3 日）：患者双足趾关节红肿疼痛基本消失，乏力，小便色黄，大便调，舌质红，苔黄，脉滑。理化检查示血尿酸 421μmol/L；肾功正常。患者疼痛症状基本消失，乏力症状明显，予降尿酸方，继服 14 剂。

后三诊（2019 年 11 月 18 日）：复查血尿酸 297μmol/L。服药过程中无痛风发作。

后随访半年，血尿酸维持在 300~400μmol/L，未再出现关节疼痛。

第十二节　高尿酸血症

高尿酸血症是由嘌呤代谢异常引起的代谢性疾病。嘌呤的代谢终产物是尿酸，若排出过少和（或）生产过多，则会导致人体血清内的尿酸浓度升高，当高于 420μmol/L 即为高尿酸血症。

中医对于"高尿酸血症"并无相应病名，而从其临床转归来看，高尿酸血症可进一步发展为痛风，多将其归为中医学"痹症""痛风""历节"之范畴。《金匮要略·中风历节病脉并治》曰："诸肢节疼痛，身体魁羸，脚肿如脱，头眩短气，

温温欲吐。"《外台秘要》谓："热毒气从脏腑中出，攻于手足，则赤热肿痛也，人五脏六腑井荥输，皆出于手足指，故此毒从内而出，攻于手足也。"此类论述，均为对描述痛风的古代文献记载。国医大师朱良春先生更是根据痛风的病因、病机及临床特点，将痛风病冠以"浊瘀痹"之病名。

一、病因认识

1. 先天禀赋不足

从中医角度分析，肾为先天之本，先天禀赋不足，多与肾气亏虚相关。如同《素问·水热穴论》所云："肾者胃之关也，关门不利，故聚水而从其类也。"肾主水，肾气亏虚，不能蒸腾气化，气不行水，则湿浊内停，湿浊留而不去，蓄积日久积热内蕴，导致湿热互结而发病。

2. 后天饮食不节

后天饮食不节，恣食肥甘或酒热海腥等发物，久则损伤脾胃。脾为后天之本，主运化，脾胃运化失司，水湿不化，导致湿浊内生，留滞不去，酿湿生浊，痰湿阻滞于血脉之中，与血相结而为痰浊，痰瘀凝滞于筋脉、关节，日久内舍脏腑，而见相应临床证候。痰浊滞留于经脉关节，导致骨节肿痛、结石等，甚至溃破，渗溢脂膏，而成痛风。《灵枢·贼风》谓"有所伤于湿气，藏于血脉之中，分肉之间，久留而不去"，其描述的现象与尿酸盐过多，在血液组织中沉积的西医学理论相类似。后天饮食不节，恣食肥甘，损伤脾胃相关，正如《景岳全书·湿证》所云："湿从内生者，由水不化气，阴不从阳而然也，悉由脾肾之亏败。"

3. 年老久病

《素问·阴阳应象大论》云："年四十，而阴气自半也，起居衰矣。"临床上确实可以观察到：随着年龄增长，脏气渐衰，高尿酸血症发病率明显增加。脏腑阴阳气血亏虚，痰、瘀、湿等闭阻，肢体筋脉失养。脾肾亏虚，气、血、水运行失常，酿生痰浊，发为本病。

二、病机认识

于教授认为高尿酸血症为本虚标实之证，其发生主要由于先天禀赋不足、饮食失节（酗酒、过食海腥发物）、年老久病等导致脾、肾和三焦气化功能失调，水液代谢紊乱而生痰浊、湿热、瘀血阻滞肢体关节、肌肉、经络。湿、热、痰、浊、瘀滞留血中，不得泄利，初治未甚，可不发病；然积渐日久，愈滞愈甚，或偶逢外邪相合，终必瘀结为害。或闭阻经络，突发骨节剧痛；或兼夹凝痰，变生痛风结节；久之痰浊瘀腐则见溃流脂浊，痰瘀胶固，以致僵肿畸形。脾为后天之本，主运化，脾胃运化失司，水湿不化，则湿浊内生，留滞不去，酿生浊毒、瘀血，凝滞于筋脉、关节，日久内舍脏腑，而见相应证候。正如《景岳全书·湿证》所云："湿从内生者，由水不化气，阴不从阳而然也，悉由脾肾之亏败。"于教授认为湿热浊毒内盛为高尿酸血症的发病关键，瘀血内阻贯穿疾病的始终。瘀血是本病的一种病理产物，同时又是本病发生的一个致病因素。高尿酸血症病程较长，迁延难愈。于教授结合中医"久病必瘀、久病入络"的理论，究其产生根源，多归结于脾肾气虚，运血无力；或脾胃升降失常，气机阻滞，气不行血，终致血瘀。高尿酸血症引起痛风时多具有痛处固定、疼痛剧烈如刀割、拒按、入夜尤甚等特点，与瘀血致病的特点相符；同时临床上亦发现，多数高尿酸血症患者存在舌质紫暗，甚则有瘀点瘀斑等情况。

三、辨证分型治疗

于教授临证注重四诊合参、辨病与辨证相结合，结合个体差异组方用药。于教授根据高尿酸血症的临证表现将其分为痰浊内结证、湿热浊瘀证。

1. 痰浊内结证

本证为先天禀赋不足，或后天失养，损伤脾肾，无法运化水液，酿湿生痰，痰浊内结所致。

[症状] 形盛体胖，身体重着，肢体困倦，胸膈痞满，痰涎壅盛，头晕目眩，口干而不欲饮，神疲嗜卧。苔白腻或白滑，脉滑。

[证机概要] 痰浊内盛，阻滞气机。

[治法] 化痰祛浊，行气利水。

[处方] 导痰汤加减。

[方药组成] 半夏、制南星、生姜、橘红、枳实、冬瓜皮、泽泻、决明子、莱菔子、白术、茯苓、甘草。

[方解] 方中以半夏、制南星、生姜燥湿化痰和胃；橘红、枳实理气化痰；冬瓜皮、泽泻淡渗利湿；决明子通便；莱菔子消食化痰；白术、茯苓健脾化湿；甘草调和诸药。

[随证加减] 于教授临证中见湿邪偏盛者，加苍术、薏苡仁以健脾祛湿；痰湿化热者，加竹茹、黄芩、黄连以清热

化痰。

2. 湿热浊瘀证

本病日久，痰浊内郁化热，则见湿热内蕴，久病必瘀，故见瘀血阻滞。湿热、痰浊、瘀血交互为患而致此证。

[**症状**] 脘腹痞闷胀满，呕恶口苦，纳呆厌食，肢体困重，小便短黄，大便黏腻不爽，便后肛门灼热。舌质红或紫暗，苔黄腻，脉濡数。

[**证机概要**] 痰浊化热，瘀血闭阻。

[**治法**] 清热利湿，活血化瘀。

[**处方**] 自拟降尿酸方。

[**方药组成**] 萆薢、苍术、泽泻、薏苡仁、车前子、黄芪、丹参、赤芍。

[**方解**] 方中萆薢善利湿而分清去浊，亦能祛风除湿、通络止痛，故对于高尿酸血症之湿浊内盛，痛风之关节痹痛、筋脉屈伸不利均宜应用；苍术辛香燥烈，善于宣发肌腠，进而祛肌表之风寒表邪，使经络肢体湿邪从表而解；泽泻味甘，性寒，利水渗湿的同时亦能泄热，从而使湿热浊毒得以排出；车前子善于渗利水湿，且微寒清热，能使湿热之邪从小便而去，则郁热得清，浊邪得去，而清阳自升；薏苡仁利水渗湿，兼以健脾之功效，标本兼顾；丹参活血通经，祛瘀生新；赤芍清血分郁热，散留著之瘀血；黄芪既能健脾益气，又能利尿消肿，则邪有出路，使湿浊之邪可随小便而出。

[**随证加减**] 于教授临证中见瘀血症状明显者，加红花等活血药以增活血化瘀之功。

四、治疗心得

高尿酸血症是与生活方式密切相关的内分泌代谢性疾病。若过多摄入高嘌呤食物或大量饮酒（尤其大量饮用啤酒），超出了人体对尿酸的排泄能力，则容易引起高尿酸血症。正由于高尿酸血症与饮食关系密切，所以建议高尿酸血症患者长期低嘌呤饮食，应避免饮用啤酒等富含嘌呤的饮料，鼓励多摄入新鲜蔬菜、水果等碱性食物以利于尿液碱化，同时保证每日尿量在 2000mL 左右，以促进尿酸排泄。蛋白质也不宜摄入过多，特别是痛风发作时，更应控制蛋白质的摄入，一般蛋白质摄入量为每天每公斤体重 0.8~1.0g 为宜。

随着西医学对高尿酸血症研究的不断深入，很多疾病被发现与血尿酸水平密切相关，对于血尿酸的控制已经成为内分泌代谢疾病治疗的一项重要内容。于教授认为，高尿酸血症患者固然存在湿、热、浊、瘀，然脾肾亏虚亦较为明显，属本虚与标实共存。于教授对于高尿酸血症的治疗以利水渗湿、健脾补肾主，兼以活血化瘀，标本同治。于教授自创的降尿酸方可利水渗湿，促进尿酸排泄，益气扶正以利行水，若为久病则注意祛瘀，将活血化瘀贯穿于治疗始终。

五、验案举隅

吴某，男，42 岁。

初诊日期：2018 年 11 月 13 日。

主诉：乏力、纳差、便溏 1 年。

现病史：患者 1 年前出现乏力、纳差、便溏等症，辗转国内多家医院进行检查，仅血尿酸水平增高，余无异常，未曾有痛风发作。

个人史：患者平素嗜食肥甘厚味，喜饮酒，小便黄赤，大便干结。

刻下症：形体肥胖，乏力，纳差，便溏。

查体：舌质紫暗，苔黄腻，脉滑略数。

理化检查：血尿酸 674μmol/L，肌酐 69μmol/L；尿常规正常；双肾输尿管、膀胱、前列腺彩超检查示未见异常。

中医诊断：痹证（湿热、浊瘀证）

西医诊断：高尿酸血症

治法：利水渗湿，健脾补肾，兼以活血化瘀。

处方：

绵萆薢 25g，苍术 25g，泽泻 30g，薏苡仁 30g，
猪苓 30g，车前子 30g，黄芪 50g，赤芍 20g，
丹参 20g。

每日 1 剂，水煎分 3 次服。14 剂。

11 月 27 日复诊：自诉乏力、纳差、便溏等症明显好转，舌质暗红，苔薄黄，脉滑。复查血尿酸 383μmol/L。续予上方 14 剂水煎服。

随访 3 个月，自诉无明显不适症状，血尿酸维持在 300~400μmol/L。

按语：本案患者平素嗜食肥甘厚味，脾胃受损，运化失司，湿浊内生，蕴久化热，而致湿热互结，又因病程迁延，久病致瘀，故而见脾气亏虚、湿热内生、瘀血阻滞之证。于教授治以自拟降尿酸方，使脾运得健、湿热得清、瘀血得散，标本兼顾，疗效甚佳。

第四章
临证杂谈

一、仁心、仁术、仁医

"仁"是孔孟之道深入中华民族之精髓,"仁"是传承博大精深中华文化之根本。仁是爱最恰当的解释,爱是仁最完美的演绎。所谓医者仁心,简单的四个字却包含着丰富的情感,是中华文化饱经五千年沧桑后留给医生最美好的愿望和最高尚的赞美,也是每个医者一生中最艰巨的任务与追求。

于世家教授无论是作为一名医者还是作为一名老师,常把"三仁"理念作为从医之根本,既以身作则也以此勉励后生。于教授常常将唐代著名医家孙思邈在《千金要方》中记载的"大医精诚"作为医者进入医学院的第一课,即"凡大医治病,必当安神定志,无欲无求,先发大慈恻隐之心,誓愿普救含灵之苦。若有疾厄来求救者,不得问其贵贱贫富,长幼妍媸,怨亲善友,华夷愚智,普同一等,皆如至亲之想,亦不得瞻前顾后,自虑吉凶,护惜身命"。于教授告诫学生:身为医者,是和生命在打交道的,首先要有一颗仁善之心,不要考虑自身的利益,更多的时候要站在患者的角度考虑其健康情况。只有我们换位思考,深刻体会患者之病痛时,才可知晓生命之可贵,才能更有信心钻研医术,最终便可在每一次的"望、闻、问、切"时带给患者希望与温暖。如果说把医生和患者的关系看作一座围城的话，那么良好的医患交流便是一架桥梁，搭建了通往彼此心门的路，精湛的医术便是一把钥匙，打开患者防备的心，医者也就成为了别人口中的"仁医"。古往今来，唯有仁心之人，才能拥有仁术，方可成为仁医。

二、关于糖尿病患者的饮食

俗话说"民以食为天"，于世家教授非常强调关于糖尿病患者的饮食问题，饮食是作为人类生存第一关键的命题，对于糖尿病人群更是如此。现在许多患者对糖尿病饮食存在诸多误区，所以严重地影响了患者的生活质量。对于所有新诊断为糖尿病的人群，于教授总是不厌其烦地教育患者吃什么、怎么吃的问题。

《素问·奇病论》中曾说："此肥美之所发也，此人必数食甘美而多肥也。肥者，令人内热，甘者令人中满，故其气上溢，转为消渴。"糖尿病患者大多嗜食肥甘厚腻之品，长此以往湿热内盛而致脾失健运转为消渴。所以，健康的饮食管理是糖尿病患者的当务之急。

1. 关于食物的选择及饮食规律

（1）制定科学的饮食方案。根据患者病情、饮食习惯、运动量等制定合理饮食计划，严格按照饮食方案进食，遵循"少食多餐"原则，鼓励患者养成健康的饮食习惯。

（2）丰富的饮食搭配策略。在饮食的搭配上，应指导患者粗细搭配，多食新鲜的蔬菜，少食油炸食品，多食蒸煮食物，控制食用油的摄入量；在主食的选择上，建议患者选择粗粮杂粮，避免进食稀饭，因为稀饭不仅容易消化吸收，排泄也较快，易引发患者血糖出现忽高忽低的现象；还应保证蛋白质摄入充足，维持体内氮元素平衡，尽量食用蛋类、鱼类、奶类等优质蛋白质，保证自身优质蛋白水平≥1/3，每日蛋白摄入量应在1~1.2g/kg；在进食的顺序上，应改掉先吃主食的习惯，调整为先摄入高纤维食物，后摄入蛋白质、脂肪类食物，最后再摄入碳水化合物。因为高纤维饮食能够在一定程度上延缓碳水化合物的吸收，从而有效地降低血糖水平。掌握了合理的饮食方案后，还应提醒患者不宜暴饮暴食，每餐进食2/3正常量，不宜过饱，剩余1/3作为加餐量。

2. 关于水果的食用与选择。

多数人认为水果里含糖量较高，食用后血糖会迅速升高，治疗效果将大打折扣。然而最新研究发现，水果中富含丰富的营养素，例如维生素、无机盐和膳食纤维，这些营养素对维持人体健康都起着重要作用。所以，在面对鲜美诱人的水果时，我们只要科学、合理的选择和食用，就可以"放心大胆"的享受曾经垂涎欲滴的美味了。

（1）吃水果的时机。当空腹血糖控制在7.08mmol/L以下和餐后2小时血糖控制在10mmol/L以下，糖化血红蛋白小于7.5%时，并且没有出现高血糖或者低血糖的情况下可以食用水果。对于血糖不稳定的患者，可以先选择新鲜的黄瓜或者番茄等蔬菜来代替水果，待血糖稳定后再逐步食用水果。

（2）水果的种类的选择。患者应选择含糖指数相对较低及升糖速度较慢的水果。通常来讲，西瓜、苹果、梨、橘子、猕猴桃等含糖量较低，对糖尿病人较为合适，而香蕉、红枣、荔枝、山楂、菠萝、葡萄等含糖量较高，糖尿病人不宜食用。

（3）吃水果的时间。水果一般作为加餐食用，也就是在两次正餐中间（如上午10点或下午3点）或睡前1小时吃，不提倡餐前或餐后立即吃水果，这样可以避免一次性摄入过多的碳水化合物，避免胰腺负担过重。

（4）吃水果的数量。虽然含糖量较低的水果可以食用，但如果摄入过多，血糖自然会失控，所以合理的控制数量才是关键。一般而言，每天可以食用水果的热量约90千卡，即200克左右的水果，同时应减少半两（25克）主食，使每天摄入总热量保持不变。另外，在吃水果前后2小时应进行血糖监测，因为对不同的患者也会有一定的差异，要结合自己自身的情况判断该水果是否适合自己，是否过量。

3. 常用的药膳处方

中医讲究"药食同源"，如果能将药物与食物完美地结合起来，那么将会成为糖尿病患者的福音。于世家教授根据中药的性味归经总结出几个简单易做的家庭药膳方：

（1）薏苡仁粥：薏苡仁不拘量，加入适量粳米，共煮粥服用。具有健脾利湿、清热利水之功，适用于脾虚水肿，食欲不振的糖尿病患者。

（2）山药粥：生山药60g，大米50g，先煮米为粥，山药为糊、酥油蜜炒合凝，用匙揉碎，放入粥内食用。适用于糖尿病脾肾气虚，腰酸乏力、大便溏泄者。

（3）枸杞子蒸鸡：枸杞子15g，子母鸡（未下过蛋的母鸡）1只，加料酒、姜、葱、调料，共煮熟食枸杞子、鸡肉并饮汤，适用于糖尿病肾气虚弱者。

（4）清蒸鲫鱼：鲫鱼两条，绿茶适量。将鲫鱼洗净，去腮，去内脏，不去鱼鳞，剖腹后装满绿茶，放入盘中，入蒸锅清蒸熟透。具有补益精气、生津止渴的作用。适用于以上消、中消为主，伴乏力自汗、五心烦热的患者。

（5）二瓜汤：瓜蒌根500g，冬瓜500g。将二者洗净切块，加水1000ml，煎至500ml，然后加少许醋，再煮沸为止。适用于肺胃有热，身体肥胖，伴口干、多饮的患者。

（6）麦冬茶：麦冬、党参、北沙参、玉竹、花粉各9克，乌梅、知母、甘草各6克，共为细末。每日服1剂，白开水冲代茶饮。对于早期糖尿病有降糖止渴功效。

三、关于代谢性疾病患者的运动

我国现代科技的飞速发展，生活节奏不断加快，导致人们机体长期处于应激状态，久而久之代谢障碍引发的疾病已不知不觉间出现在我们的身边。临床上常见的代谢性疾病有肥胖，非酒精性脂肪性肝病，血脂异常症、糖尿病和高尿酸血症等。于世家教授强调对于这类患者来说，除了进行积极的药物治疗和合理的饮食之外，科学的运动和健康的生活方式是至关重要的。合理的运动疗法既是基础，又贯穿于治疗的始终。

1. 运动的作用

中医在很早就意识到了运动对于糖尿病治疗的重要性，如《外台秘要》中记载："不欲饱食便卧，亦不宜终日久坐，皆损寿也。人欲小劳，但莫久劳疲极也，亦不可强所不能堪耳。"说明运动的时间，运动的方式及运动量都对治疗起着重要的作用。

（1）运动具有降血糖的作用。西医学研究表明，运动不仅可以有效减少体内脂肪堆积，改善患者糖脂代谢水平，还可以改善胰岛素信号传递过程中相关蛋白的活性，达到降低血糖，改善糖代谢紊乱的效果。

（2）运动具有保护血管的作用。代谢性疾病作为终身性疾病，可怕的不是疾病本身，而是其并发症的存在。除了药物的预防治疗外，适当的运动对预防并发症起着重要作用。中医学认为，人体的生命活动取决于气的运动，气行则血行，适当的运动有助于气机的升降出入，推动血液的运行，以濡养四肢。西医学还发现，运动可加速脂肪代谢和血液循环，从而达到降脂和降低血液黏稠度的目的。

（3）运动具有增强体质的作用。俗语说"饭后百步走，活到九十九"，运动可以增强机体的免疫力和抵抗力，不仅能预防肺炎、感冒等传染性疾病，还可以避免心血管疾病的发生，进而达到延年益寿的效果。

2. 运动的原则

生命在于运动，既然我们都已经知道了运动的重要性，那么在运动的过程中，患者应秉承哪些运动的原则呢？

（1）因时制宜——运动的时机。首先，运动应在医生的指导下进行，运动前要根据患者年龄，体质等情况进行必要的评估。其次，运动时我们应选择合适的时间，通常情况下建议患者在餐后（从进食第一口饭算起）60～90分钟运动为宜，特别要注意的是起始运动时间的选择，不要在注射胰岛素和（或）口服降糖药物发挥最大效应时做运动。最后，要注意运动的禁忌，不是所有糖尿病患者都适合做运动，当空腹血糖>

16. 7mmol/L，反复低血糖或者血糖波动较大，有糖尿病酮症酸中毒等急性代谢并发症，合并急性感染，增殖性视网膜病，严重心血管疾病等情况下禁忌运动，待病情得到稳定控制后可逐步恢复运动。

②因地制宜——运动的方式。目前最常见的运动方式为慢跑、散步、快走、跳绳等有氧运动，但形势及趣味性略微单一，运动时患者会觉枯燥乏味。笔者建议应加入中医传统功法的锻炼，例如太极拳、五禽戏、八段锦等都属于有氧运动，不仅能降低血糖，还可调节呼吸功能，且简单易学，随时随地就能开始，对于调畅情志方面也有很好的效果。除了有氧运动外，最新研究表明，加入适量的力量训练如哑铃、弹力带、深蹲等可以达到事半功倍的效果。

③因人制宜——运动的强度。患者应根据自身情况来进行运动的选择。一般而言，成年糖尿病患者每周至少 150 分钟（如每周运动 5 天，每次 30 分钟）中等强度（50%～70%最大心率）的有氧运动，若无禁忌证，每周最好进行 2 次轻或中度抗阻运动。运动时要遵守主观体力感觉，以微微汗出，轻度肌肉酸痛，休息后可消失，次日精力充沛为宜。

四、节酒与生活习惯病的预防

在我国，随着人们生活水平的逐渐提高，酒在人们日常生活中交际应酬的媒介作用也越来越突显。一些研究工作表明，酒精对人体健康具有两重性的作用。适当饮酒可以减轻疲劳，增加愉快的感觉，尤其是减少冠心病等心血管疾病的发病机会。但是另一方面，过量的饮酒乃至嗜酒可引起人体多种系统的病变和生活中的意外事故，孕妇嗜酒则会对胎儿发育带来严重后果。

1. 酒精与脂肪肝及肝硬化

酒精性肝损害是西欧和北美各国肝硬化的重要病因，酒精性脂肪肝常常是酒精性肝硬化的前奏。在我国肝炎病毒所致的肝硬化占首位，但随着生活条件的改善及酒精耗量的增多，酒精性肝硬化也逐渐增多，一组 62 例的酒精性肝硬化病例表明，以男性居多，平均年龄 46.4 岁，摄入酒精量 100~400g/d，平均 250 天，多为 40~60 度白酒，持续饮酒在 10~60 年，平均 26 年。国外许多研究表明，饮酒量和持续时间与酒精性脂肪肝及肝硬化的发生有直接关系，而与酒的种类关系不大。如果饮酒量（纯酒精）<80g/d，一般不会发生酒精性脂肪肝；如果饮酒量>80g/d，则其发生率增长 5~25 倍；若每天进 300g 纯酒精，8 天后就可出现脂肪肝。应当指出，大多数病人的酒精性脂肪肝是完全可逆的，一般情况下戒酒后脂肪肝可逐渐消失。但如果长期过度饮酒可使脂肪肝反复发生脂肪变性、坏死，最终发展为酒精性肝炎和酒精性肝硬化，严重者危及人的生命。脂肪肝病人偶尔可发生猝死，此多为多发性脑和肺脂肪栓塞的结果。

2. 酒精与高血压及冠心病

高血压与长期饮酒的关系早有阐述。已有实验研究表明，酒精使人心率加快，血压升高（尤其是收缩压）。在总结分析了多个国家不同种族的研究之后，人们发现轻、中度饮酒实际上与高血压并无直接关系，每天饮酒 3 杯以上会引起收缩压的轻微上升而对舒张压无影响。目前人们还难以确定适度饮酒的界限，与正常戒酒者相比，每天饮酒 2~3 杯发生高血压的危险系数为 1.4，饮酒多于 3 杯则有 1.9 的危险系数。在考虑了酒精对其他心血管疾病的有益作用的情况下，饮酒产生的血压升高的恶性作用还是存在的，尤其表现在诱发出血性中风上。调查发现，出血性中风在轻度饮酒者中增加了 1 倍，在嗜酒者中则增加了 2 倍。而缺血性中风与饮酒关系不大甚至反而降低。

研究表明在饮酒量与心血管发病率之间存在着一种"U"形关系。以心肌梗死为例，不饮酒（或戒酒）者心肌梗死的发病率明显高于中、轻度饮酒者［每天少于 2 杯（355mL 为 1 杯）或 1 盎司（28.3495g）］。而当饮酒量超过此范围（为重度饮酒）后，心肌梗死发病率明显增加，如有吸烟史则发病率更高，其原因可能与烟与酒可合并导致肿瘤的发生有关。统计表明，每天饮 6 杯以上者的病死率为正常人的 16 倍。而每天饮 1~2 杯酒者的心血管病病死率仅为不饮酒的 70%，且尤其以饮用葡萄酒更为显著。这种"U"形关系为大量研究所证实，有些研究长达 24 年追踪调查。一般来讲，偶尔饮酒（每天少于 1 杯）的心血管发病率是戒酒者的 2/3，当饮酒量超过 3~6 杯后，心血管发病率亦随之上升为戒酒者的 12~16 倍。有趣的是，此"U"形分布不适用于女性戒烟者，其原因尚未清楚。另外，也有报道认为心血管发病率与酒精摄入量没有直接关系。酒精与心血管疾病尤其是冠心病、心肌梗死之间的这种"U"形关系会受到性别、年龄、吸烟、身体状况及地理环境的影响而出现一些差异。有关酒精与冠心病、中风等心血管疾病的研究结果几乎一致，肯定了轻度饮酒（每天少于 2 杯，主要指红葡萄酒）对心血管功能及降低心脑血管发病率有益。尽管如此，过量酒精饮用对心肌的损害作用及其对血压、自主神经活动性等不良作用则是一致肯定的。

3. 酒精与糖尿病

长期大量酗酒可导致胰岛素抵抗，进而引起 2 型糖尿病，目前已有的一些研究成果分别从以下几方面对其发生机理做了阐述。

（1）长期大量酗酒（尤其是啤酒）可造成脂肪重新分布、腰围及腰臀比增加，造成腹内脂肪聚集，形成腹型肥胖即所谓"啤酒肚"，引起胰岛素受体数目减少，导致胰岛素抵抗。另外，酒精能刺激脂肪组织的脂解，降低脂蛋白的脂酶活力，引发高脂血症。

（2）长期酗酒者可能有一些不良的生活习惯，如缺乏运动等，而这种缺乏运动、静坐的生活方式，可能是导致胰岛素抵抗的一个原因。

（3）长期酗酒可导致胰岛素清除率降低，从而引起高胰岛素血症。

（4）长期酗酒可引起交感神经系统活性增加，导致儿茶酚胺和其他升血糖激素释放增加。儿茶酚胺是胰岛素作用的强力拮抗剂，其可通过损伤胰岛素信号传递通路和内在活性，使葡萄糖转运蛋白的合成减少，从而使胰岛素作用减弱。

（5）长期酗酒使脂肪细胞脂解增加，导致血浆甘油三酯和游离脂肪酸（FFA）水平增加，而游离脂肪酸通过抑制丙酮酸脱氢酶活性减少葡萄糖的氧化以及抑制磷酸果糖激酶活性降低葡萄糖的酵解，进而降低组织细胞对葡萄糖的摄取。此外乙醇在肝脏可直接变成酮体，酮体堆积后产生酸中毒。

另外，大量饮酒可进一步损害胰岛功能，加重糖尿病。白酒中的有效成分甲醇可直接损害末梢神经，也可加重糖尿病的神经改变。同时酒精可抑制糖原分解，其结果可诱发低血糖发生，因此糖尿病患者必须禁止饮烈性酒。

五、教糖尿病神经病变患者做运动

运动疗法是糖尿病的基础治疗方法。对糖尿病神经病变患者来说却是一把双刃剑。适当的运动可以促进骨骼肌摄取葡萄糖，降低血糖，增强机体的免疫力，保持理想体重；还可以增加肢体的血流量，改善微循环，加强滋养血管对神经的营养。但过度的运动又会引起血糖升高（或低血糖），加重蛋白尿和微循环障碍，甚至引起眼、肾、心脏等严重并发症。糖尿病神经病变患者尤其保护性感觉缺失，痛感反应迟钝。剧烈运动导致了足部损伤，患者甚至感觉不到疼痛，最后发展为糖尿病坏疽。

那么，糖尿病神经病变患者在运动过程中应该保持怎样的运动强度和频率呢？

糖尿病神经病变患者有什么特殊的注意事项呢？

1. 运动前的准备

糖尿病患者运动前必须体检，做心电图（45 岁以上还要做 24h 动态心电图），检查有无血管及神经系统合并症、缺血性心脏病，检查眼底，化验肝肾功能等。这样才能根据自身的具体情况选择适宜的运动方式和强度。血糖极不稳定的 1 型或脆性糖尿病患者，有糖尿病肾病、眼底出血病变、严重的心脏疾病、收缩压大于 180mmHg、血糖大于 14mmol/L、经常有脑供血不足、肝功能不良、肾功能不良、急性感染的糖尿病患者，均不适宜运动。

（1）运动前注意补充水分，以补充运动时水分和氧的消耗。运动时携带糖果、饼干、果汁等能快速补充糖分的食品，以备发生低血糖时食用。

（2）注射胰岛素的患者：注射胰岛素与运动间隔时间至少为1小时，应避免将胰岛素注射在经常活动和容易摩擦的部位，将胰岛素注射在腹部是比较合理的选择。

（3）突发情况的预案：比如心绞痛或者低血糖发作，怎么应对？应随身携带电话、糖尿病病情卡，写上姓名、所患糖尿病类型、服用药物、家人联系方式，以备急症时使用。

（4）监测血糖：血糖过高或过低均不适宜运动。血糖过高时不可运动，血糖>14.6mmol/L时运动增加了酮症的风险。同时糖尿病神经病变容易发生无症状性低血糖，或者有些低血糖的表现，跟心绞痛差不多。运动前监测一次血糖可以将两者区分开来，血糖<5.6mmol/L时应加餐。如低血糖症状持续不缓解，应及时就诊。

（5）运动着装：应选择宽松、轻便、透气性强的服装进行运动，必要时佩戴护具。糖尿病周围神经病变患者应选择一双柔软舒适的鞋子，并穿比较厚的棉袜，以免对脚造成伤害。穿鞋前检查鞋内有无异物。

2. 选择何种运动方式

（1）运动方式的选择：以下是日常生活中的常见运动。每种运动在所列出的相应时间内锻炼，均可消耗约80千卡热能。

最低强度运动（约持续 30 分钟），如散步、做家务、打太极拳等；

低强度运动（约持续 20 分钟），如跳舞、下楼梯、平地骑车、打台球等；

中等强度运动（约持续 10 分钟），如平地慢跑、溜冰、做操、上楼梯、划船、打羽毛球等；

高强度运动（约持续 5 分钟），如跳绳、游泳、举重、打篮球等。

应注意评估患者的年龄、治疗情况、合并症情况、伴发疾病等情况，依次做"减法"。糖尿病神经病变患者保护性感觉缺乏，痛感反应迟钝，剧烈运动容易引起足部溃疡而不自知，所以不要做打篮球、踢足球等剧烈运动。糖尿病神经病变患者易合并糖尿病性视网膜病变，此时应避免接触性运动、屏气和升高血压的运动（如举重、拳击等），以防眼底出血或视网膜脱离。糖尿病神经病变患者下肢负重过大、时间过长，会导致膝部损伤，因此不要做下肢的长久运动，如举重、快跑等。

（2）运动场地：糖尿病神经病变患者要选择合适的运动场地——安全、宁静、环境优美，周围障碍物不多，路面应该平坦，并且不拥挤，为的是防止跌倒。

（3）运动时间及规律

运动开始时间：最佳运动时间是餐后 1 小时。

运动持续时间：每次运动约 40 分钟左右，包括在正式运动前应先做 5~10 分钟的热身运动，伸展一下肌肉和关节；达到运动强度后，坚持 30 分钟；运动后的恢复整理 5~10 分钟，如弯腰、踢腿，使心跳恢复到每分钟比静息时高 10~15 次的水平再休息，以防止运动后心血管和肌肉、骨骼受到损伤。

运动的规律：每天不能低于 30 分钟，这是最低要求。要达到控制血糖的目的，每周至少运动 3 天或隔天 1 次；要达到降低体重的效果，每周运动不得少于 5 天。

3. 运动效果的评估

运动后有微汗、发热感，肌肉微酸，稍有乏力，休息后即恢复，有舒适感，同时血糖下降，这是最适宜的状态，是对治疗有效的运动量。

心率：合适的运动强度为活动时病人的心率达到个体 60% 的最大耗氧量，简易计算法为：心率 = 170 - 年龄。

血糖：运动前后的血糖监测有助于调整用药方案。运动后应做好运动日记，以便观察疗效和不良反应。在运动中若出现胸闷、胸痛、视力模糊、足部疼痛及不适，等应立即停止运动，并及时就医。

4. 运动后的保健

运动后检查双足，即使是微小的破损，也要及时就医。

糖尿病神经病变的足部保健包括：①糖尿病周围神经病变患者要保持足部清洁卫生，洗脚水温不超过 40℃，否则容易烫伤。洗脚后用柔软的毛巾擦干，尤其要擦干趾缝。②每天检查足部情况，看是否有水疱、皮裂、磨伤、足癣、甲沟炎等。一旦发生及时治疗。对足底的胼胝、鸡眼等进行无菌性修剪，趾甲平趾端，不宜太短。③加强足部按摩，促进双足的血压循环，最好每晚泡足一次，有利于改善足部的血液循环。不用热水袋、火炉等暖脚，以防烫伤。④要注意双足保暖，防止冻伤。足部易干裂，可用中性润肤霜均匀涂擦。

总之，糖尿病神经病变患者的运动应遵循由少至多、由轻至重、有周期性、适度的运动原则，应量力而行，针对患者情况进行个性化的制定，对于糖尿病神经病变患者运动前的准备和运动后的评估尤其重要。

六、"盛者夺之"谈大剂量用药

《素问·至真要大论》云："调气之方，必别阴阳，定其中外，各守其乡，内者内治，外者外治，微者调之，其次平之，盛者夺之……谨道如法，万举万全，气血正平，长有天命。"于世家教授认为现代人和古代人所处时代不同、体质不同，再加上中草药种植方法不同、品质的不同、产地的差异等都会影响到疗效。张锡纯在《医学衷中参西录》里指出"用药以胜病为主，不拘分量之多少"。所以于教授在临床上不拘一格，对于现代药理作用安全的中药往往以疗效作为判定标准，而不拘泥于药典规定的剂量。如黄芪在利水消肿的处方中能用到 100 克；穿山龙在治疗亚甲炎患者时能用到 30~50 克；由于许多贝壳类和矿石类药物不能很好地煎煮出有效成分，于教授临床使用时用量一般也都很大。并且服药次数也不拘泥于每日 2 次或 3 次，往往以临床取效为度。同一病人，同一处方，不同医者，效果却不一样。究竟是什么导致如此悬殊的差异呢？所谓外行看热闹，内行看门道，中医治疗的巧出在量上，中医不传之密在量上。作为中医学者，用药剂量便是其精髓之所在，悟透剂量，方可药到病除。由此可以看出，药物剂量在诊治疾病过程中的重要性。

虽说用量之大让人惊骇，但效果之好更令人惊奇。当然，也不是所有"盛者"都适合大剂量的用药，还应根据患者自身的体质、年龄、生活环境、饮食及病情的不断变化来调整中药的剂量，如盲目加大剂量只会事倍功半。因此在临床上，要悟其精髓，掌握病机，精准治疗。

七、妙用小方，处方精当

唐代诗人刘禹锡曾云"山不在高，有仙则名，水不在深，有龙则灵"。方剂亦是如此，"方不在小，有效即行"。中医药是历代医家集体智慧的结晶，是经过千年的千锤百炼留给我们后人的无价之宝，每一个理论，每一味中药，每一本经典都值得我们认真考究。经过临床的不断实践，我们不难发现，大多经典的方子仍使用广泛，经久不衰。例如：四君子汤、四物汤、逍遥散、六味地黄丸等经典方剂，药物组成虽少，但对症治疗效果显著，每一个小方子都体现着古人的大智慧。

关于小方的历史，我们可以追溯到春秋战国时期，《素问·至真要大论》记载了"气有多少，病有盛衰，治有缓急，方有大小"，详细论述了"君一臣二，制之小也"，以此为依据明确指出了"君一臣二"为"小方"，为目前最早提出的"小方"之说。关于小方的广泛应用，当然非张仲景莫属。张仲景所著的《伤寒杂病论》被后世称之为"方书之祖"，可谓是理、法、方、药样样具备。在《伤寒论》中的记载可看出，其制方严禁，配伍精当，疗效非凡。于世家教授认为处方过大则会杂乱，失去治疗目标，所以极其推崇小方的使用。于教授曾自拟失眠方治疗 2 型糖尿病合并失眠的患者。方虽 6 味药，但患者往往能收到"覆杯而眠"的效果。于教授认为，消渴伴不寐的病机为阴虚阳亢，阴不制阳。根据多年经验，以天麻、钩藤、黄精、酸枣仁、五味子、夜交藤共 6 味药组成失眠方。治以滋阴潜阳、宁心安神。方中天麻入肝经，为平肝潜阳、镇肝息风之要药。西医学也证实从天麻中提取的天麻素具有镇静、催眠的作用。钩藤，味甘，性凉，归肝经、心包经，具有息风定惊、清热平肝之功，同时对于脑组织有一定的保护作用。黄精归肺、脾、肾三经，既可健脾补肺益肾，又能补气养阴，为消渴的治疗的常用药物。现代药理学表明，黄精对于肾上腺素所引起的血糖升高有着抑制的作用。酸枣仁具有养肝宁心、敛汗安神之功，其味酸，又具有生津止渴之效，是治疗失眠之要药。五味子性温味酸、甘，归心、肾二经，与酸枣仁配伍使安神之功倍增。夜交藤（夜交藤）具有养血安神、祛风通络之功。现代药理学表明，其催眠镇静作用较佳，另外还可降脂。配合上述 5 味药共奏镇静安神、平肝潜阳之效。

于世家教授临床处方一般都仅用 6~9 味药，其方精简，效力却强，根据患者不同症状可随症加减，灵活化裁，每每应用，疗效显著。可谓是妙用小方，处方精当。

年 谱

1957 年 7 月 23 日，出生于辽宁省沈阳市。

1978 年秋，考入辽宁中医学院医疗系学习。

1983 年 7 月，毕业于辽宁中医学院。

1984 年，于《日本医学介绍》杂志发表"八味丸可提高肾上腺皮质机能"。

1985 年 5~6 月，于上海第二医科大学瑞金医院进修。

1986 年，考入辽宁中医学院医疗系硕士研究生班。

1986 年，于《中国中西医结合杂志》发表"口服生大黄粉治疗高脂血症 30 例"。

1987 年，于《医学与哲学》杂志发表"中医基础理论研究生亟需加强其实验研究能力的培养"。

1988 年，以优异的成绩毕业于辽宁中医学院研究生班，并留校工作。

1988 年，于《中国医药学报》发表"中医学术发展值得重视的问题"。

1988 年，于《中医函授通讯》发表"如何在临床研究中设立对照组"。

1990 年，自创糖末宁作为院内制剂开始应用于临床。

1991 年，晋级为主治医师。

1993年，破格晋级副主任医师。

1995年，于《中国中西医结合杂志》发表"糖末宁为主治疗糖尿病性周围神经病变的临床观察"。

1995~1999年，任辽宁中医药大学附属医院内分泌科主任。

1996年，被辽宁中医学院聘为硕士研究生导师。

1996年，任《糖尿病研究》主编。

1996年，任《危重症临床》编委。

1997年，再次破格晋级主任医师、教授。

1997年，与合作厂家共同研发了我国第一个治疗糖尿病周围神经病变专药"木丹颗粒"。

1997年，任《中华医药理论与临床》副主编。

1997年，任《中国实用医药研究》编委。

1998年6~7月，于香港大学玛丽医院进修。

1998年，任《糖尿病人必读》主编。

1997年，主持课题"糖末宁治疗糖尿病周围神经病变的临床研究97025-1"获辽宁省二等奖。

1999年，被辽宁中医学院聘为博士研究生导师。

1999~2009年，任辽宁中医药大学附属医院常务副院长，兼内分泌科主任。

2002年，任《糖尿病中西医综合治疗》副主编。

2002年，于《辽宁中医杂志》发表《糖尿病慢性并发症中医药治验》。

2002年，于《中医药学刊》发表"糖末宁对糖尿病周围神经病变血浆β-内啡肽水平和神经电生理影响的研究"。

2002年，于《辽宁实用糖尿病杂志》发表"糖尿病住院患者 1344 例临床分析"。

2003 年，主持课题"糖末宁治疗糖尿病周围神经病变疗效机理研究 2003J-3-164-02"获辽宁省三等奖。

2004 年，主持课题"糖末宁治疗糖尿病周围神经病变疗效机理研究"获沈阳市二等奖。

2004 年，于《中华内分泌代谢杂志》发表"糖末宁颗粒剂对糖尿病大鼠坐骨神经神经生长因子基因表达影响的研究"。

2004 年，于《中成药》发表"糖末宁对糖尿病大鼠神经传导速度和红细胞山梨醇的影响"。

2006 年，享受国务院政府特殊津贴。

2006 年，主持课题"糖末宁颗粒剂对糖尿病大鼠坐骨神经神经生长因子基因表达影响的研究"获辽宁省一等奖。

2007 年，被评为沈阳市优秀专家。

2007 年，主持课题"大黄醇提物改善糖尿病肥胖大鼠胰岛素抵抗的实验研究 2007-3-47-1"获沈阳市三等奖。

2008 年，承担博士后培养工作。

2008 年，木丹颗粒获国家药监局新药证书（批准文号：国药准字 Z20080033）。

2009~2012 年，任辽宁中医药大学附属医院常务副院长、党委书记。

2009 年，主持课题"不同活血化瘀中药对糖尿病周围神经病变作用机制研究 2009J-3-131-01"获辽宁省三等奖。

2010 年，再次被评为沈阳市优秀专家。

2010 年，木丹颗粒 2010F-2-10-01 获辽宁省二等奖。

2011 年，"一种中药组合物及制备方法和用途"获批专利，专利号：CN101972315A。

2012～2016 年，辽宁中医药大学附属医院内分泌科主任。

2012 年，被评为卫生部（现国家卫生健康委员会）有突出贡献的中青年专家。

2012 年，被评为辽宁省首批名中医。

2014 年，主持课题"从氧化应激研究中药复方制剂对糖尿病肾病大鼠肾络损伤修复作用的研究"获沈阳市三等奖。

2015 年，辽宁省卫生计生委组织成立了辽宁省于世家教授名中医工作室。

2015 年，任《内分泌疾病诊疗康复指导》主审。

2017 年，于世家教授当选为第六批全国老中医药专家学术经验继承工作指导老师。

2019 年，任《益气活血治消渴——辽沈糖尿病三杰经验集》主审。